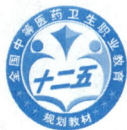

全国中等医药卫生职业教育"十二五"规划教材

口腔预防保健基础

（供口腔修复工艺技术专业用）

主　编　苏光伟（安阳职业技术学院）

副主编　胡景团（河南护理职业学院）

　　　　杜　宁（山东大学齐鲁医院）

编　委　（以姓氏笔画为序）

　　　　杜　宁（山东大学齐鲁医院）

　　　　杜维成（山东省青岛卫生学校）

　　　　苏光伟（安阳职业技术学院）

　　　　罗亚莉（甘肃卫生职业学院）

　　　　胡景团（河南护理职业学院）

　　　　蔡　翔（安阳职业技术学院）

主　审　牛东平（北京联袂义齿技术有限公司）

中国中医药出版社

·北　京·

图书在版编目（CIP）数据

口腔预防保健基础/苏光伟主编. —北京：中国中医药出版社，2015.2（2024.1重印）

中等医药卫生职业教育"十二五"规划教材

ISBN 978－7－5132－1955－6

Ⅰ.①口⋯　Ⅱ.①苏⋯　Ⅲ.①口腔－保健－中等专业学校－教材

Ⅳ.①R780.1

中国版本图书馆 CIP 数据核字（2014）第 143091 号

中 国 中 医 药 出 版 社 出 版
北京经济技术开发区科创十三街 31 号院二区 8 号楼
邮政编码　100176
传真　010-64405721
唐山市润丰印务有限公司印刷
各地新华书店经销

*

开本 787×1092　1/16　印张 12.75　字数 280 千字
2015 年 2 月第 1 版　　2024 年 1 月第 9 次印刷
书　号　ISBN　978－7－5132－1955－6

*

定价　36.00 元
网址　www.cptcm.com

服务热线　010-64405510
购书热线　010-89535836
微信服务号　zgzyycbs
微商城网址　https://kdt.im/LIdUGr
官方微博　http://e.weibo.com/cptcm
天猫旗舰店网址　https://zgzyycbs.tmall.com

全国中等医药卫生职业教育"十二五"规划教材
专家指导委员会

前　言

"全国中等医药卫生职业教育'十二五'规划教材"由中国职业技术教育学会教材工作委员会中等医药卫生职业教育教材建设研究会组织，全国120余所高等和中等医药卫生院校及相关医院、医药企业联合编写，中国中医药出版社出版。主要供全国中等医药卫生职业学校护理、助产、药剂、医学检验技术、口腔修复工艺技术专业使用。

《国家中长期教育改革和发展规划纲要（2010—2020年）》中明确提出，要大力发展职业教育，并将职业教育纳入经济社会发展和产业发展规划，使之成为推动经济发展、促进就业、改善民生、解决"三农"问题的重要途径。中等职业教育旨在满足社会对高素质劳动者和技能型人才的需求，其教材是教学的依据，在人才培养上具有举足轻重的作用。为了更好地适应我国医药卫生体制改革，适应中等医药卫生职业教育的教学发展和需求，体现国家对中等职业教育的最新教学要求，突出中等医药卫生职业教育的特色，中国职业技术教育学会教材工作委员会中等医药卫生职业教育教材建设研究会精心组织并完成了系列教材的编写工作。

本系列教材采用"政府指导、学会主办、院校联办、出版社协办"的建设机制。2011年，在教育部宏观指导下，中国职业技术教育学会教材工作委员会中等医药卫生职业教育教材建设研究会成立，办公室设在中国中医药出版社，同年即开展了系列规划教材的规划、组织工作。通过广泛调研、全国范围内主编遴选，历时近2年的时间，经过主编会议、全体编委会议、定稿会议，在700多位编者的共同努力下，完成了5个专业61本规划教材的编写工作。

本系列教材具有以下特点：

1. 以学生为中心，强调以就业为导向、以能力为本位、以岗位需求为标准的原则，按照技能型、服务型高素质劳动者的培养目标进行编写，体现了"工学结合"的人才培养模式。

2. 教材内容充分体现中等医药卫生职业教育的特色，以教育部新的教学指导意见为纲领，注重针对性、适用性以及实用性，贴近学生、贴近岗位、贴近社会，符合中职教学实际。

3. 强化质量意识、精品意识，从教材内容结构、知识点、规范化、标准化、编写技巧、语言文字等方面加以改革，具备"精品教材"特质。

4. 教材内容与教学大纲一致，教材内容涵盖资格考试全部内容及所有考试要求的知识点，注重满足学生获得"双证书"及相关工作岗位需求，以利于学生就业，突出中等医药卫生职业教育的要求。

5. 创新教材呈现形式，图文并茂，版式设计新颖、活泼，符合中职学生认知规律及特点，以利于增强学习兴趣。

6. 配有相应的教学大纲，指导教与学，相关内容可在中国中医药出版社网站

（www. cptcm. com）上进行下载。本系列教材在编写过程中得到了教育部、中国职业技术教育学会教材工作委员会有关领导以及各院校的大力支持和高度关注，我们衷心希望本系列规划教材能在相关课程的教学中发挥积极的作用，通过教学实践的检验不断改进和完善。敬请各教学单位、教学人员以及广大学生多提宝贵意见，以便再版时予以修正，使教材质量不断提升。

中等医药卫生职业教育教材建设研究会
中国中医药出版社
2013 年 7 月

编写说明

　　口腔预防保健是口腔医学课程体系的有机组成部分，在口腔医学中有举足轻重的地位。随着社会进步与科学技术的迅猛发展，人类对医学的需求与期望不断提高，新的健康观促进了预防医学向更高层次发展，也推动了医学发展进程从个人到群体，乃至全人类。多年的预防实践证明，龋病、牙周病、牙颌畸形等口腔常见病是完全可以预防或延缓其发展的；预防实践也同样证明，哪个国家、哪个地区的口腔预防工作开展得好，开展得普及深入，哪里的口腔健康水平就高。因此做好口腔预防保健工作，防患于未然，从根本上杜绝疾病的发生，刻不容缓。而促进整个社会口腔健康水平的提高，除了口腔专业人员与卫生工作者之外，它要求政府支持、社会关注以及个人积极参与，因此既是一项长期而艰巨的任务，也是一项建立健康信念和行为的"绿色工程"。

　　有关口腔预防保健的教材，各个出版社出版了很多版本，且更新也很快，这也正说明了口腔预防保健这门学科发展迅速，虽然它的框架结构已经成型，但是其内涵却在不断提高、充实和扩展。在本教材的编写过程中，全体编者将自己较丰富的教学和临床经验以及国内外的相关知识融入其中，使教材质量得到进一步提高。因此本教材凝结着每位编者的汗水，在此对本教材的编者表示诚挚的谢意。同时也希望读者给本教材提出宝贵意见和建议。本教材作为"全国中等医药卫生职业教育'十二五'规划教材"，供三年制中等医药卫生职业学校口腔修复工艺技术专业使用。

　　本教材在编写过程中，得到了安阳职业技术学院的大力支持和河南护理职业学院、山东大学齐鲁医院（青岛）、山东省青岛卫生学校、甘肃卫生职业学院的积极协助，在此表示感谢。

　　由于我们水平有限，尽管各位编者已尽全力，但不足之处在所难免，望同行们多提宝贵意见和建议，以便再版时修订提高。

《口腔预防保健基础》编委会

2014 年 5 月

目　录

第一章　绪　论

知识要点

1. 医学、预防医学、口腔预防医学的基本概念及三者之间关系。
2. 三级预防的策略途径。
3. 口腔预防医学的发展简史，以及未来的挑战与对策。
4. 本学科在整个口腔医学中为增进全民口腔健康的重要地位与作用。

人类五千年医学发展史表明，在各国的传统医学中都包含着预防和医疗两个部分。随着社会进步与科学技术的迅猛发展，人类对医学的需求与期望不断提高，推动了医学发展的进程从个人到群体，以至全人类。20 世纪后半叶的现代医学发展已经进入了新公共卫生和后医学时代，开始抛弃了把重点放在医治已患病人的传统，并且从预防人群疾病发生，控制疾病发展，向着健康促进、预防疾病、医疗与康复的全方位发展，以增进全民健康为目标。

作为人体不可分割的一个重要组成部分，人的颜面、口腔与牙复合体的健康与机体的健康是密不可分的。科学研究发现，一个污染的口腔，殖居着大量微生物种群。口腔不仅是 300 多种微生物的贮藏库、集散地，而且是许多慢性疾病危险因素的进入渠道，还是许多传染病如乙型肝炎、艾滋病等的传播途径。古人警言"病从口入"的概念，如今有了更多的包含与更新。口腔疾病引起的病理改变，口腔的不健康、不卫生状况对人类整个健康所造成的伤害以及生命质量的影响都很大，耗费资源可观，治疗费用昂贵，大多数人负担不起，甚至拖累社会经济发展已成为国际共识。

第一节　与口腔预防保健相关的概念

一、医学的概念

医学是人类五千年发展进程中形成的保护人类、防止疾病的科学知识体系，是人类在求生存与发展，不断适应环境变化，与各种危害生命健康的危险因素作斗争的实践活动中产生和发展起来的。为人类提供卫生保健是医学的社会功能，现代医学已把它拓展为促进健康、预防疾病、医疗与康复四大领域。

医学的研究对象是人，从医学研究的范畴考虑，人的含义包括病人和健康人以及人的生存环境。随着医学的发展与医学使命的扩展，健康的人越来越成为医学研究的对象。医学实践，作为一种独特的人类活动，其目的是保持和恢复人的健康。

二、预防医学的概念和内容

预防医学是预防疾病，延年益寿，促进人体精神健康与体能的一门科学与艺术。它通过医生的临床实践（医学的与口腔医学的）为个人与家庭服务，通过公共卫生医生的公共卫生实践为社会人群服务，通过全社会与每个人的行动达到终止疾病的过程。

人体疾病自然发展史可划分为病理形成前期和病理形成期两个阶段。大多数慢性疾病通常都是由多种致病因素——致病因子、宿主与环境因素相互作用对机体产生疾病刺激物所引起。按疾病自然发展史，预防措施可以从疾病发展的任何阶段介入，即预防可贯穿于疾病发生前直至疾病发生后转归的全过程。根据各个阶段的特点与内容，对疾病的预防可划分为三级预防策略，以口腔预防工作为例，根据口腔疾病的自然发展情况，一般可将其分为如下三级预防：

（一）一级预防或初级预防

一级预防是指当疾病处于病理形成前期，病人尚未表现出临床症状和体征，此时应以病因预防为主，针对致病因素采取预防措施，强调自我保健、健康教育与促进，这是控制和预防口腔疾病的积极方法。口腔预防工作者应做好口腔疾病的一级预防工作。例如，龋病的一级预防包括全身与局部应用氟化物、窝沟封闭以及孕妇的口腔健康教育等。

（二）二级预防

二级预防又称"三早"预防，是疾病已经进入病理形成期，但处于疾病的早期阶段。因此，在此阶段应尽量做到早发现、早诊断、早治疗，阻止病理过程的进展，尽可能达到完全康复。如口腔癌的预防即属此类。

（三）三级预防

三级预防是指疾病已发展到严重或晚期阶段，以防止伤残与康复功能为主要目的。如对晚期牙周病采取的"松牙固定术"等对症治疗，以防止牙齿丧失和恢复口腔功能就是三级预防的具体运用。

三、口腔预防医学的概念和内容

口腔预防医学是口腔医学的重要组成部分，与口腔医学的各个领域都有着密切的内在联系。它是通过有组织的社会努力，预防口腔疾病，延续口腔健康和生命质量的一门科学与艺术。

口腔预防医学涉及口腔医学的各个方面，通过预防或减少口腔疾病的发生和发展，达到促进良好的口腔健康与功能的目的。因此，它很早就成为口腔医学的一门分支学科，关系到保存健康牙列，维持口腔结构尽可能长期处于一种适当的健康状态。

口腔预防医学以研究人群的集体预防措施为主要对象，以研究个人预防保健方法为基本要素，通过研究，发现并掌握预防口腔疾病发生与发展的规律，促进整个社会口腔健康水平的提高。除了口腔专业人员与卫生工作者之外，它要求政府的支持，社会的关注以及个人的积极参与，具有很强的社会实践性。一切有关口腔疾病预防策略的确定，措施方法的实施与推广，都必须经过科学实践的验证。不仅要为口腔专业人士所认可，而且还要为社会和个人所能承担和接受。

第二节　口腔预防保健发展简史

虽然没有记载和证据，但是恐怕没有人怀疑，自从地球上出现了人类，就有了口腔疾病。世界和中国有文字记载的口腔医学史约5000年。在中国，公元前约1400年殷墟甲骨文就有"疾齿""疾口"与"龋"的记载。自古以来，人类就已经受到牙病的折磨，并寻找各种方法来解决痛苦。从整个口腔预防医学发展过程来看，大致可以分为4个时期：

一、原始启蒙时代（公元前14世纪—1850年）

中国是一个有5000年历史的世界文明古国，拥有世界文化宝库，包括医学和口腔医学方面。中华民族的自我口腔保健文化也有几千年之久。由古至今，这种口腔保健的文化传统影响深远。我国古代就有了多种口腔卫生保健方法，如漱口、咽津、叩齿、用牙签剔牙、揩齿、牙刷与刷牙、药物牙膏等，一直延续发展至今。

（一）漱口

公元前1100年，西周《礼记》有"鸡初鸣，咸盥漱"的记载，说明漱口很早以来就是最简便的口腔卫生方法。公元25年东汉《金丹全书》中有"当于夜晚洗刷""晨漱不如夜漱"的记载，说明此时认识到应早晚洗刷和漱口，并且夜间洗刷比早晨重要。到清代光绪年间，已有漱口药方，供慈禧、光绪漱口。直至今日，漱口已成为普通百姓的口腔卫生习惯。

（二）咽津

公元前500年汉墓中出土的《养生方》说："早漱口中唾，满口乃吞之。"咽津又称咽唾，对口腔自洁、咀嚼吞咽、湿润保护口腔黏膜有作用，可以防止口干、口臭以及口腔感染等。

（三）叩齿

晋代葛洪曾推行"叩齿"，即"坚齿"术。提倡每天清晨轻轻叩击上下牙齿三百下，可达到固齿、醒脑和健身的作用。每天坚持叩齿，可能有促进牙周组织血液循环，增强牙周纤维组织弹性，起到固齿作用。

（四）用牙签剔牙

我国使用牙签的历史很久远。三国东吴时代，在高荣墓中发现一根金制牙签。元代赵孟頫在《老态》一诗中叙述"食肉先寻剔牙签"。清代牙签的种类很多，如银制挂式牙签等。古代贵族多用金、银、象牙或动物骨制作牙签，而平民百姓则用竹或木制作牙签。古人多用牙签剔除牙间隙中坎塞的食物。

（五）揩齿

唐代孙思邈《备急千金要方·齿痛论》记载："揩齿及叩齿百遍。"1132年前的《法门寺物帐碑》记载的"揩齿布一百条"是目前最早记录用布揩齿的文字史料。"揩齿"做法一种是用手指；另一种是嚼木为刷，即用一种齿木，菩提树或杨柳枝，用牙咬成絮状，揩刷牙面。

（六）植毛牙刷与刷牙

早在公元916—1125年的辽代就出现了骨柄植毛牙刷。1953年在内蒙古赤峰县出土的辽驸马卫国王墓葬的随葬品中见到两把骨制牙刷柄，与近代牙刷相似。元代的罗天益著《卫生宝鉴》提倡要早晚刷牙两次；忽思慧在《饮膳正要》中提出"凡清旦刷牙，不如夜刷牙齿疾不生"，强调晚上刷牙的重要。到了明朝，帝王们的一些牙齿上都是楔状缺损，说明刷牙已成习惯。

（七）中药牙膏

王礼贤所著《杏林夜话》一书记述了南梁时代的药物牙膏。可见，我国早在公元6世纪的南梁时代就有了中药牙膏，是世界上最早的药物牙膏。

（八）洁牙剂：牙粉与牙膏

最早的洁牙剂，特别是牙粉源于古希腊，用像粒状雪花石膏、浮石、滑石以及金刚砂这些材料洁牙。

早在牙膏问世之前的清代光绪年间，就有固齿刷牙散是用传统医学方法研制的揩齿剂。

（九）砂糖损齿

唐初孟诜（约公元621—714年）著《食疗本草》中记载："多食砂糖有损牙齿。"说明早在公元7世纪就已知道食糖过多容易引起龋病。而日本直到1881年才有类似记载。16世纪的英国牧师医生Andrew Boorde出版了一本最早的英国医学书，指出牙疼与糖有关系。

总之，在口腔预防的启蒙阶段，不论在国内还是国外，已经开始发明并应用了多种原始的口腔卫生保健用品与口腔卫生方法。但是由于当时科学发展水平的限制，还不能确切地知道这些口腔保健方法的效果以及防病机制。

二、理性发展阶段（1850－1950 年）

（一）17—18 世纪的欧洲

显微镜的发明开创了一个科学研究的新世界。早在 300 多年前，显微镜学家、荷兰出生的列文虎克（1632—1723 年）发明了双凸透镜，即一种简单的显微镜，首次发现了人类的口腔是一个细菌世界，并得出结论：每个人口腔内都生活着比荷兰全国人口更多的"小动物"。

法国人 Pierre Fauchard 综合了西方牙医学，于 1728 年出版了《牙外科医生》。这本巨著包含了牙医学的所有领域，所倡导的许多想法与操作直到今天还有价值。书中讨论了龋病病因及其预防，并否定了虫牙理论，而相信龋病是"体液不平衡"的结果。Pierre 深信洁牙与根面清创术能预防牙周病。

英国外科学家 John Hunter 早年从事牙医学实践，他的第一本牙科著作《牙齿》中对人的口腔与颌骨作了详细研究，叙述了人牙的自然史，说明其结构、生长发育以及疾病。

Pierre Fauchard 与 John Hunter 联合编著了《实用牙医论集》，第一次把牙医学知识系统化。

1839 年，世界上第一本牙科期刊——《美国牙医学杂志》创刊；1840 年美国成立了世界上第一所牙医学院；1859 年美国牙医学会成立；1889 年在法国巴黎举办了第一次世界牙科大会。

（二）科学基础的形成

19 世纪后 20 年间，Miller 在口腔微生物学方面提出的龋病化学细菌学说，以及氟化物防龋作用的发现，为预防口腔医学的发展奠定了坚实的科学基础。

在 20 世纪初的十几年里，美国的 Frederick Mckay、Black 通过调查，获得了两项重大发现：一个是斑釉流行的原因可能是 Colorado 温泉水中存在的某种物质的影响；另一个是在斑釉条件下似乎不增加龋齿易感性。由此引发了对斑釉的研究，并推动了氟化物防龋的工作。

（三）我国口腔预防医学的萌芽

20 世纪初，西方现代牙医学开始传入中国。随着牙科诊所、学校的建立，有关口腔卫生的刊物、宣传、展览以及牙膏陆续开始出现，龋病、斑釉等调查开始进行。例如：1919 年中国保牙会成立，《中国卫生月刊》创刊；1926 年上海生产的三星牌管状牙膏问世；1930 年科普读物《家庭口腔卫生学》出版；1935 年由国人在南京自办中央大学牙医专科学校；1936 年对上海高桥小学学生进行了牙齿调查；1942 年周大成在沈阳对农村学童龋蚀频度进行了调查；1947 年朱端伯发表了氟与龋预防的文章。

三、口腔预防医学的诞生与发展（1950—2000 年）

（一）世界口腔预防医学的诞生与发展

口腔预防医学的诞生在 1950—2000 年间。预防医学作为一门系统的科学诞生于 18 世纪末和 19 世纪初。

1948 年世界卫生组织（WHO）成立，在其宪章中明确规定了其宗旨是"尽可能使全人类达到最高的健康水平"，并明确阐述"健康是每个人的基本权利之一，不分种族、宗教、政治信仰、经济或社会状况"。从 20 世纪 50 年代开始，在把重点放在传染病、环境危害与营养缺乏的同时，建立了口腔卫生项目，以保持和促进全球人口可以接受的口腔健康水平的目标。在认识到充填治疗、拔牙与外科手术、冠桥与义齿修复并不能从根本上解决全球人口的基本口腔健康问题时，即开始制定了总政策，在全球范围内开展预防和控制口腔疾病的项目与活动。

20 世纪 60 年代以来，WHO 组织专家制定了口腔健康调查基本方法以及国际疾病分类法——牙医学应用。自 1969 年以来，建立了全球口腔资料库（GODB），每年发布一次全球龋病流行趋势报告。70 年代以来，在 1975 年与 1978 年的两次世界卫生大会上，通过了有关饮水氟化预防龋病的二项决议，并向各成员国做出积极推荐。1978 年把社区牙周治疗指数（CPITN）作为标准指数纳入口腔健康调查基本方法（第四版简化为社区牙周指数 CPI）。1979 年，WHO 与国际牙科联盟（FDI）联合提出了 2000 年全球口腔卫生保健目标的指标体系。在 WHO 提出的人体健康十大标准中，把口腔健康作为十大标准之一，其具体内容是"牙清洁，无龋洞，无痛感，牙龈颜色正常，无出血现象"。

20 世纪 80 年代以来，WHO 的主要工作是开展社区预防并帮助发展中国家培训人员，建立机构，开展项目，统称为国际合作口腔卫生发展项目。在 1983 年和 1989 年世界卫生大会上的决议案中，确认把口腔卫生保健纳入初级卫生保健途径，作为其中一个组成部分，成为普遍的策略。

20 世纪 60 年代，美国国立牙科研究所（NIDR）的主要贡献是证实了龋病与牙周病都是感染性疾病。1998 年又将国立牙科研究所改名为国立牙科颅面研究所（NID-CR），进一步扩展了其研究范围。

20 世纪 90 年代以来，预防口腔医学与口腔卫生保健在全球的发展主要反映在以下几个方面：

1. WHO、GODB 的全球龋病发展趋势的检测调查报告揭示：大多数工业化国家，包括少数发展中国家和地区龋病患病率出现大幅度下降；但是，许多发展中国家龋病患病率出现了不同程度的上升趋势，许多国家的口腔卫生保健体制并不适合于公众的最基本需要。

2. WHO 与其他国际组织多次召开国际学术研讨会，对龋病出现下降的主要影响因素做出了科学的分析并达成共识：通过预防项目适当应用氟化物，维护口腔卫生与采纳有益于口腔健康的饮食习惯是成功的主要原因。

3. 1994 年的世界卫生日，WHO 提出"口腔健康促进生命健康"，以此动员全体成员国的口腔专业人员与公众都来重视口腔健康这个重要的公共卫生问题，并与 FDI、IADR 等国际组织合作，使该年成为连续不断开展活动的口腔卫生年。

4. 广泛推动社区口腔保健示范项目，包括国际牛奶氟化防龋、食盐氟化防龋、含氟牙膏、窝沟封闭、含氟涂料、非创伤性修复治疗（ART）等。

5. 开展主要适合于发展中国家和贫困地区的综合口腔保健项目，包括急诊保健、口腔健康教育、口腔疾病预防与控制，如推荐一种全身用氟措施和可负担得起的含氟牙膏，应用 ART 治疗龋病。

6. WHO 正开始进行变革，加强通力合作的一体化进程。口腔卫生与非传染病的社区合作项目将在三个方面进行：

（1）全球学校健康倡议行动；

（2）发展与评价非传染病危险因素调查；

（3）对抗走马疳国际行动网。

7. 建立国家口腔健康概貌项目（CAPP），2000 年通过国际互联网向 WHO 主要成员国提供 CAPP 标准信息。

（二）中国口腔预防医学的诞生与发展

中国预防医学的发展始于 20 世纪中叶。牙医学向口腔医学的调整与发展也从这个时期开始。50 年代初，预防牙医学曾作为一门课程在几所大学的牙医学系内讲授。在口腔医学迅速发展的阶段，由于受到当时苏联教学模式的影响，预防牙医学不再作为一门课程，而并入口腔内科学范畴。但在 50～60 年代之中，部分地区开展的普查普治与群防群治工作等有了一定的发展。例如：1950 年上海《大众医学》开始了口腔卫生宣传教育；1951 年北京设立流动口腔保健站；1957 年成立龋病牙周病全国调查委员会，制定统一调查标准；1958 年姜元川编著了第一本《牙病预防学》专著。1979 年原北京医学院口腔医学系第一个成立了口腔预防科。

20 世纪 80 年代以来，WHO 开始帮助中国发展口腔保健项目。1981—1983 年联合国开发署（UNDP）首先资助中国发展口腔预防项目，聘请 WHO 的巴姆斯和森特兰博士为项目顾问。1981 年举办了首次全国高校教师培训班，引进了 WHO 的标准口腔健康调查方法、状况分析、初级口腔卫生保健，以及口腔健康教育与疾病预防。1982 年 WHO 与原北京医学院口腔研究所确定为中国第一个 WHO 预防牙医学培训与研究合作中心。1985 年开始以山西运城为发端，开始探索中国农村社区口腔保健模式。1987 年第一版高等口腔医学专业教材《口腔预防医学》正式出版。1988 年 12 月 22 日由卫生部医政司批准成立了全国牙病防治指导组。1989 年 5 月在北京举办了第二届世界预防牙医学大会，使中国与世界开始了预防口腔医学领域的第一次国际交流。同年 9 月 20

日以"爱牙健齿强身"为中心主题，开始了全国爱牙日活动。

20 世纪 90 年代以来，预防口腔医学在国内取得的主要进展是：制定了 2000 年我国口腔预防保健目标规划，完成了第二次全国口腔健康流行病学调查与报告，连续开展了对历届全国爱牙日活动及其社会影响的检测与评价。1994 年成立了全国牙病防治基金会，资助了一批口腔预防应用研究项目。1996 年与 1997 年分别成立了中华预防医学会口腔卫生保健专业委员会与中华口腔医学会口腔预防医学专业委员会，同时举办了口腔预防保健最新进展国际学术报告会与第一届国际龋病预防学术研讨会，举办了 ART 培训班。在口腔预防医学的教学方面，编著出版了全国统编教材《口腔预防医学》。许多高等与中等院校都单独开设了口腔预防医学课程，并开始探索社会实践的途径，以便使新一代口腔专业人员在知识、态度与技能方面具备从事社区口腔保健工作的能力。

四、21 世纪口腔健康科学的发展时代（2001 年至今）

随着 21 世纪的到来，人们对口腔健康的需要更多、期望更高。没有口腔疾病和保持最佳的口腔功能状态，已经成为人们追求高质量生活的目标之一。

人类的口腔除了口腔疾病外，已扩展到整个颅颌面部以及口腔疾病与全身疾病的相互联系，而且，还是许多感染性疾病的传播途径和不健康因素的载体。例如：精神压力，烟酒及其他毒物，还有某些地方习俗都有可能有损于口腔和全身健康。

氟化物的应用已经使龋病大幅度下降，如果全面采取预防措施，将会使儿童与成人的龋病继续下降，至少到 2025 年时 50～60 岁的人会出现这种状况。对龋病的对策主要是预防和控制而不是治疗。有些人群对危险因素更敏感或者较多暴露于危险因素之中，对这些因素以及受其影响的高危人群，需要有更多的研究、认识、报告和处理。

某些工业化国家牙周健康已得到明显改善，情况改变的原因主要是良好的口腔卫生起到关键作用。预计到 2025 年牙周病会有明显下降。

当我们迈进 21 世纪后，最终消除这两大口腔疾病不仅合理，而且很有可能。因为没有其他健康科学能像预防口腔医学那样如此快地取得了巨大成果。现代的知识足以控制龋病和牙周病。因此，早在 1988 年，WHO、FDI 与瑞典卫生福利委员会共同召开的首届国际预防牙医学与流行病学大会，讨论了 2010 年与 2025 年的目标。1994 年，WHO 提出了 2010 年的全球目标与促进措施。2000 年，WHO 欧洲地区召开会议评价 2000 年人人享有卫生保健（HFA），同时提出了 21 世纪 HFA 目标的新概念，还提出了 2020 年的口腔健康目标。

在口腔保健提供方面，全球将趋向于私有化发展。在工业化国家已经如此，发展中国家也会这样。许多国家都在进行卫生保健经费新体制的尝试或实施。

在口腔专业教育方面，将以更广泛的教育来取代牙医教育。有些国家已经建立了健康科学系或学院。面向 21 世纪的新型口腔医师应具备临床与社区两方面的技能，应该能进行生活方式指导、报告、管理、诊断治疗、多学科联系、科学研究等一套完备的工作能力。WHO 将以口腔健康为目标，提出一套国际健康科学课程方案，勾画口腔健康科学的新概念。

五、未来人类口腔健康的发展前景

（一）我国的发展前景

我国预防口腔医学与大众口腔保健的未来发展将立足于最近 10 多年中国牙病预防发展的基础，从第二次（1995）和第三次（2005）全国口腔健康流行病学调查结果揭示出的主要口腔健康问题，以及我们对主要问题的认知水平、现时国情状况，可以得到和利用的资源，以及我们的研究与指导能力，确定重点，分清主次，把主要目标设定在普遍改善全民的口腔卫生状况，主要工作重点放在发展初级口腔卫生保健，增加初级口腔卫生保健服务的科技含量，从积极健康促进与科学防护措施入手。继续开展好每一年度的全国爱牙日宣传教育活动，推进全民性自我口腔保健行动，建立健康促进家庭、健康促进学校和健康促进社区等。其目标主要针对影响口腔健康的危险因素的有效控制，以及推荐安全有效、价格低廉的防护措施，如刷牙方法的改进与含氟牙膏等的普及，危险人群的特殊防护措施，如窝沟封闭、局部用氟等，培训基层初级口腔卫生保健人员，如乡村医生、校医等，把主要研究的重点放在：发展社区公共卫生措施示范项目，在农村与贫困地区发展社区综合口腔保健项目试点，包括急诊保健、健康教育、预防措施与ART，社区学校幼儿园的口腔保健项目示范，龋病与牙周病及其相关疾病的危险因素研究，健康教育与行为改变，项目管理与成本效果分析，口腔预防教育社会实践，开展社会环境与口腔健康等方面的研究。为了推动上述目标的实施与各项活动的开展，原卫生部于 2007 年 4 月成立口腔卫生处，正式将口腔卫生保健工作纳入其工作范畴，预示着我国口腔卫生保健工作进入了一个新的发展阶段。

（二）世界的发展前景

WHO 也于 2007 年 1 月向执委会提出一份"促进口腔健康与综合疾病预防行动计划"的报告。报告指出了当前全球面临的人类口腔疾病的主要问题、主要对策以及未来将要采取的行动，并且描绘了美好的远景：预计在 21 世纪的前 50 年内，口腔健康科学会有较大幅度的发展，人们对疾病的预防意识会有较大的增强，健康的生活方式会得到普及，慢性非传染性疾病的发生会出现明显的下降，传染病与感染性疾病会得到有效控制，人类的口腔健康与全身健康会有普遍的提高，人类的生命质量会有较大的提升。这不仅是美好的愿望，也是可以实现的人类共同的目标。

总之，科学研究、社会实践、健康促进、口腔健康科学教育和合格人才培养、专业队伍建设以及口腔保健服务体系的完善是 21 世纪人类口腔健康发展的基本途径。

小　结

现代医学的发展已经开始抛弃了把重点放在医治已患病人的传统，并且从预防人群疾病发生，控制疾病发展，向着健康促进、预防疾病、医疗与康复的全方位发展，以增进全民健康为目标。根据疾病各个阶段的特点与内容，对疾病的预防可划分为三级预防策略：①一级预防或初级预防；②二级预防，又称"三早"预防；③三级预防。口腔预防医学以研究人群的集体预防措施为主要对象，以研究个人预防保健方法为基本要素，通过研究，发现并掌握预防口腔疾病发生与发展的规律，促进整个社会口腔健康水平的提高。除了口腔专业人员与卫生工作者之外，它要求政府的支持，社会的关注以及个人的积极参与，具有很强的社会实践性。从整个口腔预防医学发展过程来看，口腔预防保健发展简史大致可以分为 4 个时期：①原始启蒙时代；②理性发展阶段；③口腔预防医学的诞生与发展；④21 世纪口腔健康科学的发展时代。

目标检测

一、名词解释

1. 预防医学
2. 口腔预防医学

二、填空题

1. 为人类提供卫生保健是医学的社会功能，现代医学已把它拓展为_____、_____、医疗与_____四大领域。
2. 从医学研究的范畴考虑，人的含义包括_____人和_____人以及人的_____环境。
3. 口腔预防医学以研究_____为主要对象，以研究_____为基本要素。

三、单项选择题

1. WHO 提出的口腔健康的具体内容不包括（　　　　）
   A. 牙清洁　　　　　　　B. 无龋洞　　　　　　　C. 无痛感
   D. 无牙槽骨吸收　　　　E. 牙龈无出血现象
2. 社区口腔保健示范项目不包括（　　　　）
   A. 牛奶氟化防龋　　　　B. 食盐氟化防龋　　　　C. 含氟牙膏
   D. 窝沟封闭　　　　　　E. 龋齿充填

四、简答题

1. 口腔预防保健发展简史从发展过程来看，大致可分为哪几个时期？
2. 古代口腔卫生保健用品与口腔卫生方法有哪些？

第二章　口腔健康教育

知识要点

1. 龈乳头按摩器及牙签的使用。
2. 不同场合的口腔健康教育及特殊人群的口腔健康教育。
3. 牙膏的组成、作用及选择，与口腔健康有关的因素，口腔健康教育的方式方法。
4. 牙刷的种类、选择及保护，刷牙方法，牙线使用方法。

随着经济和科学的发展，人们的生活水平不断提高，人们的健康意识和要求也在不断更新与提高。过去很长一段历史时期，人们片面地、消极地认为健康就是没有生病。1978 年国际初级保健大会发表的著名的"阿拉木图宣言"指出："健康不仅仅是没有疾病或不虚弱，而是整个身心和社会生活的完美状态。"1990 年 WHO 提出健康包括身体健康、心理健康和社会适应良好、道德健康四方面。口腔健康是全身健康的重要组成部分，影响着全身健康。因此，应把口腔健康教育纳入健康教育中，以使人们增长口腔健康知识，提高口腔保健意识，改善口腔健康行为，从而维护口腔健康，促进全身健康。

第一节　与口腔健康有关的知识

关于口腔健康，1981 年 WHO 制定的标准是"牙齿清洁、无龋洞、无疼痛感、牙龈颜色正常、无出血现象"，即健康的口腔应具有良好的口腔卫生，健全的口腔功能及无口腔疾病。1994 年 WHO 提出"口腔健康促进生命健康"，可见口腔健康对整体健康具有重要的意义。科学研究也证明，口腔疾病影响冠心病、糖尿病等全身疾病的发生和发展。口腔健康和口腔的结构与功能、饮食与营养、个人的行为习惯等有密切的关系。

一、口腔与牙的结构

口腔是由牙齿、牙周组织、舌和口腔黏膜组织所组成的。口腔是消化道的起端，又是语言系统不可或缺的组成部分。

牙齿由强韧的纤维组织牢固地连接在上、下颌骨内，牙体组织是高度钙化的硬组织。从外部观察，牙体由牙冠、牙根及牙颈三部分组成；从牙体的纵剖面看，牙齿由三种硬组织（牙釉质、牙本质、牙骨质）和一种软组织（牙髓）组成。人一生有两副牙齿（乳牙与恒牙），正常情况下，乳牙在口腔中的时间，最短者5～6年，最长者为10～13年左右。这一阶段是儿童生长发育较重要的时期。

乳牙具有非常重要的功能：完整的乳牙列有利于发挥良好的咀嚼效能，能提高消化和营养吸收能力，使儿童正常地生长发育；乳牙良好的咀嚼功能还能给颌、颅底等组织以功能性刺激，促进其血液、淋巴循环，增强其代谢，有助于颌面部的正常发育。如果乳牙发生龋坏、根尖周病或牙周组织炎症，必然会影响儿童的全身健康，并引起恒牙、颌面的发育不良，因此保护乳牙很重要。如果因乳牙早失以致缺乏咀嚼功能的刺激，将使颌骨发育不足，造成牙颌畸形；并且，乳牙的健全和位置正常还可以维持牙间隙、引导恒牙正常萌出，如果其过早或延迟脱落，都可能影响恒牙的正常萌出与排列，造成错𬌗畸形。

此外，乳牙萌出期和乳牙列期是儿童开始发音和学讲话的主要时期，正常的乳牙列对儿童的正确发音是十分重要的；乳牙的损坏，特别是上颌乳前牙的大面积龋坏或过早丧失，还常常给儿童心理造成不良的影响。故应重视乳牙的卫生与健康，早期注意口腔卫生宣教和预防保健。

恒牙是继乳牙脱落后的第二副牙齿，除疾患或意外损伤外不易脱落，如果脱落则不再替换。4颗第一恒磨牙（即六龄牙）的正常萌出和健康是决定其他恒牙位置及建立正常咬合关系的关键，因此保护好六龄牙是非常重要的；如不得已将其拔除则应及时修复，以免邻牙向缺隙处移位，影响正常的咬合关系的形成。第三恒磨牙最后萌出（18～25岁），又称智齿。因人类进化、食物变精细、咀嚼功能减退、颌骨变小等，常致智齿萌出位置不足而阻生在颌骨内或错位萌出，甚至牙胚先天性缺失。智齿阻生常引发牙周组织炎症肿痛，还有可能导致第二磨牙远中龋坏，应及时拔除。

二、牙的功能与分类

牙齿是直接行使咀嚼功能的器官，其位置、形态与其功能是密切相关的。根据形态和功能划分，全口牙齿可分为四种类型：切牙、尖牙、前磨牙和磨牙，各类牙的功能各不相同。切牙的主要功能是切割食物，尖牙用于穿刺和撕裂食物，前磨牙有协助尖牙撕裂及协助磨牙捣碎食物的作用，磨牙则为磨细功能。牙列的完整性可使牙齿在咀嚼运动中相互支持，有助于咀嚼效能的发挥，并能使咀嚼力分散，有利于牙齿的稳固；另外，牙的连续邻接，又可避免食物嵌塞，保护牙周组织不受损伤。

牙及口腔形态有助于各种正确发音。参与发音和言语的牙、唇和舌，三者关系密切，其之间的位置关系对发音的准确性与言语的清晰程度起着重要的作用：牙的位置限定了发音时舌的活动范围，尤其是前牙，其位置的异常将直接影响发音的准确程度；如前牙特别是切牙缺失，就不能正确发出"si""ci""zi"等音。

牙列整齐、完整、清洁、洁白还能增强人体美观的协调性。由于牙及牙槽骨对面部软组织有支持作用，且正常牙弓及咬合关系的配合，可使唇颊部丰满，肌肉张力协调，面部表情自然，形态正常。如果上下牙齿缺失过多，唇颊部失去支持而塌陷，则会呈现出衰老面容；牙弓及咬合关系的异常，也会使面部外观受到影响。

三、牙周组织

牙周组织包括牙龈、牙周膜和牙槽骨，这些组织和牙骨质共同完成支持牙的功能，所以牙周组织又称牙支持组织，其与牙的健康息息相关：如龈乳头或称牙间乳头，可防止食物嵌塞和菌斑的积聚，避免牙周病的发生；位于牙根和牙槽骨之间的牙周膜有支持、感觉、营养和形成牙骨质的功能；牙槽骨对牙齿有支持作用，具有高度可塑性，也是人体骨骼中最活跃的部分。

四、口腔功能

口腔是参与食物消化的重要器官，具有重要的生理功能，它能进行咀嚼、吞咽，参与消化，协助发音和语言动作，具有感觉、辅助呼吸等功能。咀嚼对牙齿和口腔黏膜还有一定的机械清洁作用，并能促进和维持殆、颌、面的正常生长发育。舌、唇、颊、腭等结构以及牙列、上下颌的位置构成了言语功能的基础。唾液不仅能滑润食物，利于咀嚼、吞咽，并且还有冲刷作用，其中的淀粉酶等能对食物进行初步消化。

五、饮食与营养

合理营养是保持健康的基础，而健康膳食又是合理营养的唯一途径。人们必须从膳食中获取约 50 种必需的营养物质，可分为 6 大类，其中主要来源为饮食。但没有一种食物能提供人体需要的所有营养物质，因此只有通过动、植物食品的合理搭配，才能达到合理的膳食和营养平衡。营养缺乏、过量和不平衡都会影响人体的生长发育，甚至损害健康。

营养对牙与口腔组织的生长发育至关重要。影响生长发育的关键性时期有两个：一是在牙萌出之前。研究表明，这一时期是牙釉质和牙本质形成和矿化期，同时牙颌、口腔与颅面组织如唇、腭对营养的作用非常敏感，如营养不良，可引起这些组织不可逆的损害，如牙釉质发育缺陷。二是牙萌出之后。从菌斑对口腔的局部作用来看，这一时期膳食的种类更为重要，尤其是碳水化合物。

（一）蛋白质与口腔健康

口腔的生长发育是以蛋白质的合成为基础的。牙体与骨组织矿化前的有机质都含有蛋白质，其中胶原蛋白对硬组织形成与矿化意义重大。蛋白质的缺乏，可使口腔软、硬组织的胶原形成受到影响，出现诸如牙周组织易感、伤口不易愈合、牙釉质发育不全、牙本质矿化不良、乳牙萌出迟缓等。因此，妊娠期和儿童生长发育期，足够的蛋白质供给是必需的。

（二）脂肪与口腔健康

早期的组织学方法证实，牙釉质与牙本质中存在脂类成分，总脂量分别为 0.51%

与 0.33%。在牙体硬组织矿化过程中，无定型磷灰石开始矿化沉积期间有磷脂的参与。维生素 E 缺乏可破坏造釉器完整，维生素 A 缺乏可使上皮结构变性。

（三）碳水化合物与口腔健康

几乎所有的研究都表明，食物中的碳水化合物与龋病的发生呈明显的正相关。人牙胚中存在着氨基葡糖聚糖（GAG）、糖原和其他含碳水化合物的大分子。在钙化开始之前，糖原与 GAG 等存在于成骨细胞、成牙本质细胞、成牙骨质细胞及成釉细胞的细胞质及其周围的基质之中。在牙本质与釉牙本质界出现 GAG 之后，形成釉质的釉原开始发生，由于利用糖原合成蛋白，因而糖原含量减少，最终在成釉细胞中完全消失。

在牙乳头、前期牙本质、牙本质以及新近形成的釉质中可见到葡糖蛋白，但在已形成的釉质中已不存在，牙髓中有葡糖蛋白和 GAG，牙周膜中也有 GAG。在钙化过程中，GAG 起到了最重要的作用。

（四）钙、磷、维生素 D 与口腔健康

机体骨骼与牙组织的大部分由钙和磷构成，占成人体内钙的 99%，磷的 70% ~ 80%。正常血清钙浓度为 10mg/100mL，无机磷酸盐 4 ~ 5mg/100mL。在快速生长期间，钙、磷在体内沉积很快。

钙和磷的主要功能是提供骨与牙的强度与硬度，其主要化学结构为羟基磷灰石。釉质和牙本质所含的无机盐比骨多，代谢活动比骨低，钙的更新很慢，一般只有在生长发育和矿化期间受到了损害和影响才会在成分和结构上显著地反映出来。钙和磷主要在小肠上部吸收。因此，为保持有益于骨和牙形成的环境，形成良好的矿化组织，必须有足够的、平衡的钙和磷的供给，而钙的平衡还取决于骨、肾、小肠功能的适当，维生素 D 是平衡的基础。

维生素 D 参与体内钙和矿物质平衡的调节，是钙代谢最重要的生物调节因子之一。维生素 D 对于保证供给骨与牙矿化所需的充足的钙和磷起到了极为重要的作用，是正常骨的形成或钙化、病骨的修复所必需的。

如果缺乏钙、磷、维生素 D，则可出现佝偻病、骨质软化和疏松症，还会影响釉质和牙本质的正常发育，造成釉质发育不全等。

六、生活习惯

（一）饮食习惯

在研究食物与龋病的关系中，最引起人们注意的是食物中的糖，特别是蔗糖，是引起龋齿的主要原因之一。精细食物除了加工精细外，其蔗糖含量往往比粗制食物多。喜爱经常食用蔗糖类食物，尤其是餐间食用那些精制的或带黏性的含糖食物者，其患龋齿的危险性就有可能增加。纤维性食物则有助于牙齿清洁和按摩牙龈。

（二）刷牙

保持口腔卫生和健康，是口腔预防保健的重要措施。正确的选择和使用牙刷、牙膏，建立良好的刷牙漱口习惯，不仅是为了美观，更重要的是通过刷牙可去除牙菌斑和软垢，维护牙和牙龈完好。而如果选用的牙刷刷毛过硬，牙膏摩擦剂不符合要求或刷牙方法不当，则不仅达不到刷牙效果，甚至可使牙颈部出现楔状缺损。

（三）烟酒嗜好

众所周知，吸烟对人体是有危害的。吸烟者的口腔卫生状况普遍较差，牙面上的焦油沉积物有利于菌斑聚集，促使龋病的发生发展。另外，吸烟是牙周病的主要危险因素之一。长期吸烟还可以刺激口腔黏膜，最常引起口腔黏膜良性过度角化病，并且也是白斑（一种癌前病变，有导致口腔癌发生的可能）的主要危险因素。

酒精是一种溶剂和癌的刺激物，无论从流行病学调查或实验研究均表明：酒是致癌源之一，且与烟草致癌有协同作用，酒精常被看作是一个发癌的促进剂。由于与口腔黏膜的反复接触，可引起化学烧伤，使细胞膜的通透性和溶于酒精中致癌物的吸收增加。

（四）其他

1. 不良习惯 如咬手指、咬唇、咬笔、喂奶瓶的姿势不正确、口呼吸等，均可造成牙颌畸形；同时，对牙周组织也会造成不良影响。如口呼吸可造成前牙牙龈代偿性肥厚；咬下唇习惯可导致前牙深覆盖、上前牙唇倾、下前牙舌倾或拥挤等；咬上唇习惯则可引起与前所述的牙齿相反方向的移动；咬硬物习惯可产生局部小开𬌗。

2. 长期咀嚼硬的食物、夜磨牙或单侧咀嚼等习惯 长期咀嚼硬的食物、夜磨牙或单侧咀嚼会引起牙齿的过度磨损，从而可能发生牙本质过敏症，出现牙遇冷、热、酸、甜时过敏症状；同时，这些习惯还会造成食物嵌塞，加重牙周组织的负荷，或加重已有的牙周病；单侧咀嚼习惯可引起中线下部偏斜，面部两侧发育不对称等。

3. 嚼槟榔和烟草可引起口腔癌的发生 有数据表明，东南亚地区口腔癌的发病率较高，推测这与当地居民有此习惯有密切的关系。

4. 舌习惯 儿童在替牙时期常会无意识地用舌去舔已经松动的乳牙或刚萌出的恒牙，故有可能形成舌的不良习惯；此外，气道阻塞性口呼吸或吮指习惯等也容易在造成开𬌗后引起舌习惯，可出现前牙唇向错位、牙列间隙等牙颌畸形。吐舌习惯还会影响到唇、牙周膜、牙体和𬌗关系的正常健康，对牙周病的发生和发展也有一定的促进作用，可能产生开𬌗畸形、前牙反𬌗、双牙列前突等牙颌畸形。

5. 吸吮习惯 吮指活动与口腔肌肉活动密切相关。儿童在2岁或3岁前有吮指习惯可视为正常的生理活动，如果在3岁以后仍有吮指现象，则属于不良习惯，可导致明显的错𬌗畸形。其所造成的错𬌗畸形类型与吮指的部位、颊肌收缩的张力、吮指的姿势有关，其严重程度与吮指的力量、持续时间、频率等因素有关。此不良习惯可造成牙弓狭窄、腭盖高拱、上前牙前突拥挤、前牙深覆盖、开唇露齿等，吮拇指还可能引起前牙开始。

七、专业性监护

所谓专业性牙科监护，就是由口腔专业人员对个人和群体的口腔健康进行常规的监护，定期检查。专业性牙科监护是维护口腔和全身健康所必不可少的手段，是口腔预防医学不容忽视的重要任务之一，对预防和控制口腔常见病的广泛流行是十分有利的。一般儿童可从 3 岁左右起，成年人可根据情况每半年到一年一次。通过专业性牙科监护，对龋病、牙周病以及其他口腔疾病作出早期诊断、早期治疗，防止病情的发展和复杂化，以避免由此引起的不适、疼痛甚至牙齿脱落；并提供一定的口腔卫生指导，采取一些积极而必要的防护措施。

第二节　口腔健康教育

口腔健康教育是健康教育的一个分支，是通过教育的手段使人们认识到口腔保健的必要性、重要性，通过有效的口腔健康教育计划或教育活动如通过信息传播、口腔健康咨询、行为矫正，以达到建立口腔健康的行为。口腔健康教育是口腔预防项目的组成部分，是让人们理解并接受各种预防措施所采取的教育步骤。

一、口腔健康教育的重要性

1995 年我国第二次口腔健康流行病学调查资料显示，我国牙病防治工作已初见成效；但调查结果也显示由于我国口腔疾病预防工作起步较晚，防治工作较为薄弱，口腔疾病防治机构不足，专业人才缺乏，国家用于口腔疾病的财力、物力有限，并且广大人民群众口腔健康意识普遍比较薄弱，缺乏口腔卫生常识和良好的口腔卫生习惯。而口腔疾病作为一种常见病、多发病，无论其普遍性还是严重性，都已构成一个社会性问题。

在我国，恒牙龋病和牙周病的患病率很高，正严重地危害着人民的身体健康。近年来，随着人口的老龄化，老年人牙根面龋、失牙较多，口腔健康状况直接影响到老年人的生活质量。因此，必须竭力引导和促进全民关心、参与个人及社会卫生保健事务，积极主动地改正各种影响健康的行为，以改善和提高个人及社会的健康水平，实现"人人健康"的社会目标。全国牙病防治指导组有关专家提出，我国控制口腔疾病的基本策略是：继续进行口腔健康教育，提高口腔保健水平，即反复利用多种方式向人们普及口腔卫生保健知识，使其增加口腔保健意识，自觉地参加口腔卫生保健和口腔疾病的预防工作，学会正确选用口腔保健措施，改变错误的卫生观念和习惯，合理摄取营养，科学地进行体育锻炼，定期口腔健康检查，保持良好的社会、心理状态，从而使口腔疾病的发病率能大幅度地下降。

二、不同场合的口腔健康教育

口腔健康教育内容丰富，方法多样，可以利用一切合适的场合和时机进行；但必须注意的是，场合不同，对象不同，口腔健康教育应有所侧重。

（一）临床椅旁教育

临床椅旁教育是临床口腔医学的研究内容之一，是有计划地教育病人改变那些影响人们口腔健康的观念与行为，在诊疗中向病人宣传口腔卫生知识，传播口腔自我保健技术，强化口腔健康意识的过程。《中华人民共和国执业医师法》中明文规定，医师在执业活动中有向患者宣传卫生保健知识，对患者进行健康教育的义务。在口腔临床应诊过程中充分积极地开展口腔健康教育，和其他场所相比更具优势。病人就诊时，已经历了不同程度的口腔疾病的折磨，此时口腔医务人员若能抓住时机，有针对性地对其进行健康教育，既有利于配合治疗，又容易得到病人的重视和接受，效果好；此外，通过口腔健康教育还可以加强医患关系，减少医疗纠纷，降低保健费用。

临床椅旁教育必须耐心、持久，因为病人的行为转变往往会受到本人愿望、个人意志力、个性差异、社会环境、个人生活过程中的不同经历及现状等各种因素的影响，通过一两次的口腔健康教育很难达到明显的效果。教育的内容应该以病人的具体需要和接受能力为依据，可从以下几个方面具体做起：

1. 讲解口腔疾病相关知识　从病人罹患疾病及相关疾病出发，有针对地讲解有关龋病、牙周病、口腔癌、牙颌畸形等口腔常见病、多发病的危害、病因、预防、治疗及修复的知识。

2. 解释相关检查的作用及意义　耐心解释患者需要进行的各种检查的作用及意义，如 X 线检查、牙髓活力测定、活体组织检查等。

3. 指导正确的刷牙、漱口方法　传授如何正确选择并使用牙刷、牙膏、牙线和牙签等知识。

4. 介绍就诊知识　包括口腔科诊疗的特点、复诊的时间和重要性，以及应注意的事项等。

（二）学校口腔健康教育

中、小学生求知欲强、可塑性大，并且大部分时间都是在学校度过，如果能针对不同年龄段心理和生理特点进行口腔健康教育，如介绍龋病、牙龈病、牙颌畸形等常见病、多发病的危害和防治知识，讲解口腔尤其是牙体的特点、生理功能及乳、恒牙的正常替换，指导正确刷牙及选择、使用牙刷、牙膏，纠正不利于口腔健康的不良习惯，则可促使其树立正确的口腔健康意识，养成良好的口腔卫生行为与习惯，对控制口腔常见疾病的发病是十分有利的；同时，学生可通过其与家庭和社会关系广泛的联系，将所获得的口腔保健知识传播给每一个家庭成员，对家庭的口腔自我保健产生良好影响，从而真正起到面向社会的预防作用。

（三）社区口腔健康教育

社区口腔健康教育是以改善与提高整个社区人群的口腔健康水平为目标，以社区人群预防为重点，以社区的社会经济与文化为背景，从社区的实际需要与可能出发，以三级医疗保健网为依据，以初级卫生保健为基本途径，争取人人主动参加、全社会广泛参与，以尽可能少的花费获得尽可能大的社会效益，最终实现社区人人享有最基本的口腔卫生保健目标，促进和维护社区居民的口腔健康。在社区进行口腔健康教育包括如下内容：

1. 针对社区存在的主要口腔健康问题，明确社区口腔健康教育的重点对象、主要内容、适宜方法，制定社区工作计划并组织实施。

2. 针对影响社区人群口腔健康的主要危险因素，开展多种形式的口腔健康教育活动，指导社区人群纠正错误的行为和习惯，促使形成有利于口腔健康的行为和生活方式。

3. 协助有关部门动员全社会参与，配合开展其他专题的口腔健康教育和宣传活动，尤其注意利用新闻媒体的作用。

4. 开展包括知识、信念、行为改善和口腔健康水平在内的评价。

三、口腔健康教育的方法

健康教育不仅仅是传播信息，还要考虑影响健康行为的心理、社会和文化因素，传统的观念与习惯，个人或群体对口腔健康的要求、兴趣等，以便正确选择口腔健康教育的内容和方式。

（一）语言教育

语言教育即口头教育，是常用的口腔健康教育方法之一，具有效果好、针对性强、机动灵活、比较容易掌握等优点。语言教育一般采取如下多种教育方法：

1. 演讲　演讲是语言教育方式中最基本的一种形式和最重要的一个环节。在特定的场合，面对特定人群，演讲者通过成功的演讲将较枯燥、专业性较强的口腔卫生知识变得富于吸引力和鼓动性，教育效果明显。因此，演讲被广泛用于学校、幼儿园、社区的口腔健康教育中。成功的演讲应注意讲题的针对性，语言的规范、生动，声音的洪亮清晰、抑扬顿挫，表情的坦诚自然；忌讳内容破碎，言之无物或语言深涩难懂。

2. 个别交谈　个别交谈是就口腔健康和预防保健问题与患者、领导、家长、居委会成员、保健人员等进行的交谈、讨论，如患者就医时的随诊教育。这种方式的信息交流是双向的，易于感情交流，便于相互了解；谈话自由，议题大小、深浅不限；可重复，可提问，并能很快得到答案；针对性强，效果好。在进行交谈中，工作人员应以良师益友的身份，设身处地去理解和帮助对方，不能以教育者自居。个别交谈是医院或家庭进行口腔健康教育的常用方法。

3. 健康咨询　健康咨询是一种最直接的知识普及形式。目前门诊咨询、街头咨询、电话咨询等健康咨询形式已愈来愈多地为人们所接受和运用，医务人员为患者、群众排忧解难，就其提出的有关口腔卫生知识方面的各种问题进行解答，同时传播口腔健康知识，指导口腔保健方法，介绍口腔就诊指南。知识深浅不限，内容宽窄自由，灵活自如，简便易行。

4. 小型讨论会　小型讨论会是口腔卫生专业人员、决策者及不同阶层的群众一起讨论、研究问题的一种语言形式，如座谈会、专题讲座、专题讨论会等。其特点是人数不多，议题集中，讨论问题深入，可及时掌握反馈信息。

5. 专题讲座　专题讲座一般是由专人围绕某一个主题进行讲解，必要时可借助挂图、照片、模型、多媒体等工具，以使讲解内容形象化、直观化，提高讲座效果。专题讲座具有专业性和针对性强、目的明确、主题突出、宣传教育效果较好等特点。专题讲座的讲题应根据场合、环境、听众的文化层次以及具体要求来确定。

6. 口腔卫生广播　广播是一种大众传播方式，在我国城乡已被广泛运用。其特点是传播迅速，覆盖面广，不受空间的限制；但其缺点是受时间限制、只能顺序收听、不便选择、排他性强等。根据广播宣传的特点，所进行的口腔健康教育内容应结构严密，重点突出，简明扼要，努力做到口语化、通俗化；播音时要声音洪亮、字正腔圆、抑扬有致、速度适中，时间不宜过长。

（二）文字教育

文字教育是以文字为媒介，将严密、确切、具体的口腔卫生知识编写成简明、流畅、生动的文字材料，通过人的视觉，使人们在潜移默化中了解口腔知识，树立口腔卫生观念，掌握口腔卫生技术，培养良好的口腔行为习惯。其特点是不受时间和空间的限制，可以大量复制、广泛传播、长久保存，不足是对文化层次低或失去阅读能力的人群不能产生直接教育作用。

常见的文字教育形式有：

1. 口腔卫生标语　口腔卫生标语具有极强的号召力和鼓动性，适用于街道、学校、厂矿和公共场所。

口腔卫生标语的形式应简便，内容应精悍，语句应直截了当；设计上应庄重、美观、字体夺目、富有吸引力。如"爱护牙齿，从小做起""爱牙、健齿、强身""人人刷牙，早晚刷牙，正确刷牙""健康的生活需要口腔卫生""合理用氟，预防龋病""健康口腔，幸福家庭；关爱自己，保护牙周"等，即提倡什么，反对什么，应该做什么，怎么做，看后一目了然。

2. 口腔卫生传单　口腔卫生传单是一种针对性和时效性都很强的文字教育形式，一般为了配合临时性活动或紧急性卫生措施，便于广为散发，方便经济，最适宜在基层单位推广应用。其多为单页式的，每张传单编写一个内容，字数在 1000 字左右，可以是科普文章、讲话、问答、歌谣等多种形式。

3. 口腔卫生小册子　口腔卫生小册子是各种装订成册的口腔卫生教育文字材料，其特点是内容系统，知识丰富，图文并茂，浅显易懂，集中成册，便于携带、保存。

4. 口腔卫生黑板报　口腔卫生黑板报是以文字为主，图文并茂的一种宣传教育形式，具有形式多样、生动活泼、标题鲜明、经济实效、更换及时等特点，广泛应用于医院、学校、厂矿、街道和农村，效果良好，为群众所喜闻乐见。

（三）形象化教育

形象化教育是通过人的视觉直观作用，利用造型艺术，即用一定的物质塑造出可观的平面或立体形象来进行口腔健康教育。其特点是能给人以具体、实际、生动而深刻的印象，具有较强的吸引力和观赏性。形象化教育有口腔卫生宣传画、挂图、照片、标本、模型等形式。

1. 口腔卫生宣传画和科普画　口腔卫生宣传画和科普画都是以传播口腔保健技术为内容，普及口腔卫生知识，运用直观可视的形象，再配以简短的号召性文字加以说明的口腔卫生美术形式。

2. 口腔卫生摄影　口腔卫生摄影属于视觉媒介，是摄影艺术在口腔健康教育中的具体应用。其主要是通过形象化、典型化的手法，并结合鲜明生动的语言和构思新颖的艺术形式，来表现并传播口腔卫生科学知识及技术。

3. 标本模型　通过标本、模型，可真实而确切地向人们展示口腔组织、器官的外部形状和内在结构，宣传普及口腔卫生科学知识，从而激发人们的好奇心和求知欲。

（四）电化教育

电化教育是一种新颖的、有形有色的教育方式。它是运用现代化的机械设备，将形象、文字、语言、音乐、美术等有机地结合在一起，编制成电、光、声教育媒体来传输口腔卫生科学信息，如幻灯、电视、录音、电影等，为群众所喜闻乐见。

（五）网络教育

随着互联网的迅速发展，网络和人们的关系越来越密切，网络保健已走进了人们的生活。互联网不仅能提供图、文、声、像形式多样的健康教育形式，其互动的方式更能充分满足人们对不同健康知识的需求。互联网快速、高效的特性，使人们能了解最新、最及时的信息，使传统的口腔健康教育方式不断地受到冲击。多媒体远程教学大大改变了传统的教学模式，学生可以以自己的方式在家里求学；医师与患者间能够通过电子通讯的方式交流、沟通，不再受到时间和地点的限制；人们足不出户即可在电脑上获取各种口腔健康教育网站提供的大量的、最新的口腔卫生保健知识和求医诊疗信息。

（六）综合教育

单一的口腔教育方法各有其优缺点，不可相互取代。因此综合的教育方式是各口腔健康教育中最理想的。它是将口头、文字、形象、电化教育等方法加以适当配合，综合应用的一种健康教育方法。各种教育方法在其中扬长避短，使各自的作用得到充分的发挥，表现出了内容丰富、形式多样、视听结合、生动活泼、艺术性高、感染性强、宣传面广等优势，受到大众的普遍喜爱，具有显著的教育效果。如举办口腔卫生科普展览，可通过医院候诊室展览、口腔卫生科普画廊和宣传画、商品橱窗展览、口腔卫生流动展览等多种形式进行。

　　此外，还有进行口腔卫生竞赛、组织口腔卫生科普游园、口腔卫生文艺等都属综合性教育方式。

四、口腔常见病与口腔健康教育

（一）龋病

　　龋病是人类最常见的多发病、慢性病之一。据 WHO 统计，在人类所患慢性非传染性疾病中，龋病居于第三位。其是滞留于牙面的致龋菌，利用以糖为主的底物产酸，酸使牙体硬组织发生无机物分解、有机物脱矿，牙齿出现色、形、质的改变，最终产生龋洞。

　　龋病病因研究显示，主要的致龋因素有四个，即细菌、食物、宿主和时间。其中细菌为首要因素，研究也证实，没有细菌就不会发生龋病。致龋菌只有黏附于牙面或修复体表面形成牙菌斑后才能具有致龋作用。食物是导致龋病发生的又一重要因素，致龋食物主要指碳水化合物，尤其是蔗糖。因此，控制菌斑和限制糖的摄入是预防龋病的重要途径。

（二）牙周病

　　牙周病是口腔疾病中仅次于龋病的又一常见病、多发病，是发生于牙周组织的慢性、破坏性、感染性疾病。其患病率和破坏程度常随着年龄的增长而增加。因其早期无明显症状，易被忽视，发现时往往已经比较严重。

　　牙周病是全身、局部多因素引起的疾病，其中牙菌斑为始动因素。因此，控制菌斑、改善口腔卫生状况是牙周病防治的重要内容。

（三）口腔癌

　　狭义的口腔癌是指多发生在唇、舌、牙龈、口底、颊黏膜、腭部和牙槽黏膜的恶性肿瘤，以鳞癌多见。

　　研究认为，口腔癌与多种因素有关，如吸烟、嚼槟榔、饮酒、辐射、局部刺激，以及遗传、个体易感性和种族等。

　　口腔癌的发病率与死亡率一般随着年龄增长而升高。最新研究表明，1/3 的癌症是可以预防的，1/3 的癌症如能早期发现、早期治疗可治愈。因此，口腔癌的预防和早发现特别重要。

五、特殊人群的口腔健康教育

　　人一生都要经历不同的时期，各个时期口腔都会处在不同状态，都有不同的全身和口腔健康特点和问题。保健的需求各不相同，不同人群的口腔患病情况亦各有特点。因此，口腔健康教育应适合不同人群，口腔预防保健计划应针对不同的年龄、生理、心理和口腔特定状况而制定及实施，才可能获得良好的效果。

（一）妊娠期妇女的口腔保健

1. 妊娠期妇女的特点与口腔保健　　妊娠期是妇女人生的重要阶段，此期口腔保健具有双重意义：一方面，妊娠期的口腔保健关系到孕妇自身口腔健康。妊娠期妇女全身各系统特别是内分泌系统改变、饮食习惯的改变等导致口腔内环境改变，口腔卫生不良，易发生妊娠期龈炎、龋病。另一方面，妊娠期的口腔保健关系到胎儿的生长发育。保证胎儿的营养，对促进其口腔健康正常发育与母子健康非常重要。因此，抓住此期对妊娠期妇女提供口腔健康教育和指导，大力宣传有关口腔生长发育、营养和口腔预防保健方面的知识，对促进孕妇、胎儿的健康，对促使父母和儿童建立良好的口腔卫生习惯有重要意义。

2. 妊娠期妇女的口腔健康教育内容

（1）普及口腔健康知识　　妊娠期妇女不仅要接受自身的口腔健康教育和指导，提高自我口腔保健能力，还应接受有关胎儿、婴幼儿口腔健康教育的信息和口腔卫生知识指导，如了解乳牙的正常生长发育、正确的喂养方法等。此期常用的健康教育方式有：社区讲座、观看宣传片、健康咨询、健康知识手册免费发放、阅览相关图书等。

（2）保持口腔清洁卫生　　应学会正确的口腔清洁方法，早晚有效刷牙，进食后漱口，必要时使用牙线及漱口水。

（3）定期口腔健康检查　　妊娠期妇女应尽早进行口腔健康检查，发现疾病应尽量在怀孕前 3 个月和后 3 个月给予适当治疗。

（4）注意营养平衡　　妊娠期必须保证足够的钙、磷、维生素 A、维生素 D、优质蛋白及微量元素的摄入，以保证乳牙的生长发育和矿化及部分恒牙胚发育。

（5）慎重用药，避免不良刺激　　妊娠期应尽量预防感染，尽量不用药，必须时应在医生指导下，尽量单一用药，选用对胎儿发育影响不大的药品，并注意剂量和用药时间。妊娠前 3 个月和后 3 个月避免 X 线照射，妊娠中 3 个月，如必须拍摄 X 线片，应做好保护措施。戒烟戒酒，减少咖啡因的摄入，避免影响胎儿。

（二）婴幼儿口腔健康教育

婴幼儿期指出生 4 周到 3 岁的阶段，此期口腔健康是一生健康的基石。该年龄段口腔健康教育的关键是帮助父母充分认识口腔健康的重要性，使父母以帮助孩子建立起良好的行为习惯为责任。

1. 婴儿期　　指出生 4 周到 1 周岁阶段，此期乳牙继续矿化，陆续萌出，恒牙胚形成和矿化。

此期口腔健康教育的内容和方法如下：

（1）注意喂养方法，保护颌面发育，预防早期儿童龋（ECC）　　婴儿期应提倡母乳喂养，不管采用母乳喂养还是人工喂养均应定期哺乳，并注意哺乳姿势。婴儿吮吸母乳时下颌做适宜的前伸运动，能使颌骨得到良好发育，而且有助于牙齿的发育。人工喂养应避免奶瓶紧压下颌及抬起过高，导致下颌过度前伸；避免睡前含奶瓶，预防奶瓶龋。

(2) 保持婴儿口腔清洁 ①乳牙萌出前：应养成每日给婴儿清洁口腔的习惯。哺乳后及晚上睡前，注意给婴儿喂温开水，并由父母或保育员用清洁纱布缠住手指或用乳胶指套，轻柔擦洗牙龈和腭部。牙萌出期间，可将消毒后的硅胶磨牙垫置于口腔中，通过咀嚼按摩颌骨和牙床。②乳牙萌出后：用纱布缠住手指或硅胶指套式牙刷，蘸温水擦洗牙面，清洁口腔。

(3) 避免早期定植致龋菌 家长可通过亲吻、用非孩子餐具喂饭、嚼碎食物喂孩子等把致龋菌传播给孩子。研究证实，致龋菌定植越早，婴儿以后患龋的可能性越大。

(4) 首次口腔检查 婴儿应在6个月内安排第一次口腔检查。请口腔专业人员帮助评估，给予口腔健康指导，并建立口腔健康档案。

2. 幼儿期 指1岁到3岁阶段，颌面部迅速生长发育，乳牙继续萌出及乳牙列完成。此期是乳牙龋高发期，口腔预防保健的内容如下：

(1) 养成良好的口腔卫生习惯 2岁前父母应帮助幼儿刷牙，方法和体位应以幼儿合作和舒适为准，并注意口内光线。2岁后孩子喜欢模仿，应让孩子练习自己刷牙，养成口腔清洁习惯。父母应给孩子选择合适的牙刷（刷头小，刷毛软，末端应做过磨圆处理）。3岁以下孩子目前不建议使用含氟牙膏。

(2) 养成良好的饮食习惯 儿童生长发育快，代谢旺盛，此间饮食必须满足生长发育需要，保证营养素代谢平衡（质量和数量）。幼儿消化吸收较成人差，供给的食物应碎、软、细、烂、新鲜、清洁。限制多食盐、多脂肪以及黏性大、消除慢、易产酸的食物，如糖果和精制碳水化合物等。尽量不在睡前进食糖类，1岁以上不应再用奶瓶，避免夜间进食，进甜食后立即漱口或刷牙。

(3) 氟化物的适量补充 大量研究证实，在牙发育矿化时期补充适量氟具有良好的防龋作用。对于低氟区和龋病易感的儿童应适量补充氟。局部用氟可选用含氟泡沫、含氟涂料、含氟凝胶等；全身用氟可用氟片、氟滴剂等。

(4) 定期检查并治疗 1岁后的儿童应每6个月进行一次口腔检查，并建立口腔健康档案。在检查的同时医生可进行口腔预防保健指导，如发现ECC应进行治疗。定期检查还可让孩子熟悉和适应口腔科环境。

(5) 预防外伤 此期孩子好动，家长和保育人员应注意监护，防止乳牙外伤。万一受伤应及时到口腔科咨询、处理。

(三) 学龄儿童的口腔健康教育

学龄儿童包括学龄前期（3～6岁）、学龄期（6～12岁）和青少年期（12～18岁）。学龄儿童处于牙颌系统快速生长期，需经历乳牙殆、替牙殆、年轻恒牙殆三阶段，应使学生建立正确的口腔健康观念，养成良好的终身口腔卫生习惯，这对一生自我口腔保健和维护终身口腔健康具有重要意义。

1. 学龄前儿童口腔保健的内容 重视龋病预防和早期治疗是学龄前儿童口腔保健的重要内容之一。强调这一时期的口腔健康教育，主要是帮助和教育学龄前儿童掌握正确刷牙的方法，进行有效的刷牙，并使其能养成每天刷牙、饭后漱口等良好的口腔保健习惯。此外，还应加强营养和饮食指导等。

(1) **家庭口腔保健** 父母有责任时常指导、帮助、监督学龄前儿童做好口腔卫生清洁工作，继续维持早期建立的口腔卫生习惯。6 岁左右儿童的乳牙开始脱落，恒牙逐渐萌出。当六龄齿萌出时，可能发生疼痛、牙龈水肿、不舒服等症状，出现"萌出性龈炎"症状。此时，更应加强口腔卫生清洁，保护好新萌出的恒牙。

(2) **幼儿园口腔保健** 应在幼儿园积极开展儿童口腔保健工作。幼儿园口腔保健工作应注意以下几个方面：①做好口腔健康教育工作，如举办培训班，对幼儿园的老师进行培训，使老师掌握乳牙的生长发育、龋病的症状及预防、正确刷牙方法等口腔预防保健的基本知识和基本技能；②开展群体口腔预防保健措施，如使用低浓度的含氟牙膏，使用氟化涂膜、氟化泡沫等预防措施；③培养儿童良好的口腔卫生及饮食习惯，使其学会正确刷牙，养成餐后漱口及少吃零食、甜食等良好的口腔卫生习惯；④定期口腔检查，有牙病及时治疗，对有龋病、多生牙、乳牙滞留等牙病的学龄前儿童进行及时治疗很有必要。

(3) **营养和饮食习惯** 为了促进儿童牙颌器官、组织、身体正常生长发育，保持机体健康，学龄前儿童应根据不同年龄的儿童生理需要与吸收功能，合理食入各种食物、热量及营养素。建立良好的饮食习惯，不挑食，不偏食，少吃甜食尤其是不要在睡前吃糖，吃甜食后应立即漱口。

(4) **氟化物的应用** 在儿童 7 岁以前适当地补充氟是非常重要的防龋措施。氟是人体正常代谢和促进牙与骨正常生长发育必需的微量元素。全身用氟、局部用氟在此年龄组均能起到重要的作用。开展群体口腔预防保健措施，如使用低浓度的含氟牙膏、含氟漱口水、氟化涂膜、氟化泡沫等。补充氟化物的量，需有口腔保健专业人员的指导和监督，确保其安全性与效果。使用氟防龋一般不能同时采用两种以上方法，只推荐一种为好。另外，儿童吞咽反射尚未建立前，不推荐氟水漱口的方法。

2. 学龄期和青少年期口腔保健 学龄期和青少年期口腔保健工作应遵循健康服务、健康教育、消除影响学生健康的不利环境因素等基本原则。学校应根据卫生部门对学生口腔健康的要求和龋病、牙龈炎防治方案，结合实际情况开展切实可行的口腔卫生预防保健工作。其具体内容如下：

(1) **口腔健康服务** 监测学生口腔健康状况，每年至少进行一次常规口腔健康检查。定期的口腔检查可以做到早期发现并及时治疗，防止病损的扩大，对龋病与牙周病能起到一定的预防作用。同时应建立"学生口腔保健卡片"和口腔健康现状信息管理体系。

1) 对学生进行口腔卫生指导：进行正确刷牙方法和恒磨牙萌出过程中的刷牙指导。恒磨牙萌出尚未达到𬌗平面时，低于近中相邻的牙，形成阶梯状，刷牙时应注意牙刷的倾斜，或使用特种单束毛、3～5 束毛的牙刷仔细刷洗恒磨牙𬌗面，彻底地清除各牙面菌斑。

2) 龋病与牙周病的预防与治疗：在口腔健康检查的基础上，有组织、有计划地开展群体口腔疾病预防和及时治疗。群体龋病预防措施包括全身和局部采用氟化物与窝沟封闭，早期预防性充填，提供多种牙科医疗保健服务和口腔卫生保健用品（保健牙刷、含氟牙膏、牙间刷、牙线）的选择等。预防龈炎是中学时期口腔保健的重点之一，中学生更应重视有效地刷牙与使用牙线，彻底有效地机械性清除牙菌斑、牙石，定期口腔保健。

（2）口腔健康教育　学校的口腔健康教育是以教授学生基本的口腔卫生知识和技能，并在老师的指导下结合一定的实践，培养学生良好的口腔卫生习惯为目的。其内容包括：

1）有关口腔的生理卫生知识：如牙齿的形态与功能，乳牙与恒牙的萌出与结构。

2）口腔常见疾病的特点：如龋病、牙周病、错𬌗畸形、前牙外伤症状特点。

3）口腔疾病的预防与治疗：通过设立口腔教育实验课程，教育学生掌握自我观察牙龈颜色与形态、牙菌斑附着部位，以及刷牙前后清除牙菌斑的效果，预防牙龈炎。使学生理解窝沟封闭与氟化物可以最大限度地控制龋病的发生；预防牙周病是要在一生中不断地彻底清除牙菌斑；食物、饮食习惯与口腔健康密切相关，定期口腔检查与保健促进口腔健康。

4）口腔卫生保健设施：包括口腔医师、学校口腔卫生服务和社区口腔卫生服务。

总之，促进学校的口腔卫生保健是提高全民口腔健康水平的基础，是开辟人群未来口腔健康的重要手段之一。

（四）老年人口腔健康教育

随着社会经济、现代科学的不断发展，人们的寿命得到延长。1980 年联合国规定，60 岁以上老人占总人口 10% 以上的国家称为"老年型国家"。据统计，我国 1999 年已进入老年型社会。2010 年第 6 次全国人口普查显示，我国 60 岁及以上的老年人已达 1.7765 亿，占总人口的比例达 13.26%。因此，老年医学与老年口腔保健已成为当今和未来的世界性课题。

评估老年人的健康状况，主要以功能状态来衡量，如日常生活活动、精神卫生、躯体健康、社会与经济等功能。从口腔健康观点来考虑，缺牙占全口牙的 1/4 以上时，就会影响到口腔正常功能。老年人口腔健康的目标是：保留更多功能牙，维持最基本的口腔功能状态或通过最低限度的修复，尽可能康复口腔功能，提高生活质量，实现牙龄与寿龄的一致。

1. 老年人口腔疾病流行状况

（1）牙周疾病发病状况　牙周病是人类广泛流行的口腔疾病之一。老年牙周疾病流行的特点是：牙周袋检出率、牙骨质在口腔中的暴露率、增龄性牙龈退缩率均较高。加之老年人群口腔健康知识甚少，个人口腔卫生差，牙周病随着增龄的变化，患病率亦升高，而且病情较严重。70 岁以上的老人，其患病率是年轻人的 3～5 倍。

1995 年全国口腔健康抽样调查资料表明，老年人群中牙周健康区段随年龄增长而逐渐减少，65～74 岁老年人 6 个区段均健康的人数仅 0.56%，牙龈出血平均区段数为

0.23，牙龈出血的检出率为13.92%，65~74岁老年人牙周炎患病率为22.4%，需洁齿人数占总人数的77.04%。牙周病严重程度与教育水平低、经济收入低呈负相关。

(2) **龋病发病状况** 1995年全国口腔健康抽样调查表明，我国65~74岁老年人患龋率65.75%，恒牙龋均为2.49，其中城市为2.14，农村为2.74。我国老年人根面龋均为0.39，有牙人中根面龋均为0.43，牙龈萎缩中根面龋均为0.45，根面龋患者中有17.03%需要治疗。根面龋发生率、根龋的数目随年龄增加而增加。根面龋的发生是牙龈萎缩的一种表现，而不是增龄的结果；还有其他一些因素的影响，如口腔卫生状况、糖与甜食摄取频率等；另外还随饮水氟含量高低而变化。

(3) **牙列缺损、缺失状况** 随着年龄的增长，缺牙人数与缺牙数均增高，分析其原因，仍为龋病与牙周病。从口腔医学方面来说，缺牙占全口牙齿的1/4以上时，就会影响咀嚼功能，从而影响食物的消化与吸收。

口腔内牙齿保存与无牙颌状况，国与国之间存在很大的差异。非洲一些国家老年人缺牙均数常不超过5颗，低的只有2颗，而在一些高度工业化的国家，60岁以后无牙颌的百分比很高。

2. 老年人口腔保健的方法 要解决老年人的口腔保健问题，必须从三级预防入手，尤其是加强第三级预防，制订一定的目标和选择适当策略，采取相应措施。

(1) **提高日常自我保健意识和能力** 帮助老年人形成正确的口腔健康观念，纠正"人老掉牙"的不正确观念。因为只要养成良好的口腔卫生习惯，学会正确的保健方法，口腔疾病防治得当，就可做到"人老不掉牙"，老年仍拥有健康的牙齿。

(2) **养成良好的口腔卫生习惯**

1) 科学刷牙与漱口：掌握正确的刷牙方法是自我保持口腔清洁的最好方法，除早晚有效刷牙外，每餐后应清水漱口。牙刷选择，刷头不宜太大，应能到达上下颌最后一颗牙，刷毛软而有弹性，刷柄易握持。牙膏应不同品种交替使用。

2) 牙间隙刷、牙线、牙签的使用：由于老年人牙龈萎缩与牙周附着水平丧失明显，牙根外露、牙缝增宽、牙齿稀松，光靠刷牙，还不足以保持牙齿清洁。在有条件时，可推荐使用牙间隙刷或者牙线，对清除牙间隙食物残渣及牙齿邻面菌斑有较好的效果；还可用牙签剔除牙间的食物残渣、软垢、菌斑。

3) 和义齿有关的护理：每餐后需刷净假牙，睡前取出假牙，浸泡于清水或义齿清洗液之中。戴义齿引起口腔组织不适时，需请医生检查。假牙不合适，勿自行修理，应及时就诊修理或更换。

(3) **合理膳食** 老年人需要的热量、蛋白质比年轻人少，但对钙、铁等矿物质和维生素的需要量则随年龄的增加而增加，因此应根据医生的建议选择适合自己的食品。坚持一日三餐，限制过量的甜食和饮料。平时多吃新鲜瓜果、蔬菜和粗纤维食物，食物对牙龈的生理性按摩作用，可增加牙龈组织对疾病的抵抗力。用力咀嚼食物增强功能性刺激，可使牙周膜变厚，增强牙槽骨致密性，有益于牙周组织健康。

(4) **定期进行口腔健康检查** 由于老年人口腔卫生状况普遍较差，口腔疾病常处于较晚期阶段，口腔功能亦差。老人最好每6个月进行1次检查，至少也应1年1次，做到有病早治，无病早防。

（5）**及时修复缺失牙** 老年人的牙齿普遍存在着松动、缺失等现象，口腔功能都有不同程度的丧失，这就涉及口腔康复保健。一般应在牙齿缺失后 2～3 个月进行修复，以恢复咀嚼功能，避免食物嵌塞、咬合紊乱、胃肠功能紊乱、营养障碍等并发症。

（五）残疾人的口腔保健

WHO 对残疾人的定义为：由于先天原因，或因为年龄、疾病或意外事故，使其身体或精神的完好性发生短期的或永久损害，以致影响其生活自理、学习或就业能力者。《中华人民共和国残疾人保障法》规定：残疾人指心理、生理、人体结构上，某种组织、功能丧失或不正常，全部或部分丧失以正常方式从事某种活动能力的人。目前我国共有残疾人 6000 多万，约占到了全国总人口的 5%。

残疾人的口腔健康问题是多方面的，咀嚼与吞咽困难，可以使一日三餐成为生活的一大难题。此外，残疾还可以引起营养不良、龋病、牙周病或其他牙病导致牙缺失，影响咀嚼和语言功能。也就是说，牙齿与口腔健康是残疾人最基本的生存与生活需求之一。口腔医务人员应积极主动、有计划地将残疾人列入口腔保健的重点服务人群，特别是残疾儿童。

1. 残疾人口腔保健的特点 残疾人的口腔保健有两个特点：一是口腔疾病本身导致的各种损伤与障碍，甚至残疾；二是由各种疾病引起的损伤、障碍和残疾，使病人失去了生活自理能力与自我口腔保健能力，口腔卫生状况极差，从而导致多种口腔疾病，加重了残疾人的损伤与障碍。最终可导致三方面功能失常：以咀嚼功能为主的生理功能失常；以语言交流为主的社会功能失常和以美观为主的社会心理功能失常等。

残疾人的牙病与健康人一样是可以预防和控制的，二者病因基本相同，所不同的是残疾人缺乏自我口腔保健能力，他们的口腔卫生需要他人协助。伤残类型、生活自理能力、文化水平、生活习惯等的差别决定了残疾人口腔疾病的预防效果，但总体相比而言，他们的口腔预防保健比牙病治疗容易得多。因此，残疾人的口腔预防保健尤其是残疾儿童极为重要。

2. 残疾人口腔保健的内容 残疾人口腔卫生主要问题仍然是龋病和牙周疾病。根据我国具体情况，针对残疾人口腔卫生普遍较差以及自我口腔保健能力部分或完全丧失的特点，加之必要的口腔预防保健措施和口腔治疗缺少的问题，残疾人的口腔保健可从以下几个方面进行：

（1）**早期口腔健康教育与卫生服务** 残疾患儿如果在早期就能得到口腔卫生指导，并同时开始进行功能训练和教育，对其能较好地维护口腔健康以及今后参加社会性活动是十分重要的。根据残疾程度，如生活能自理的残疾人可自己进行口腔清洁；不能自理的残疾人必须依靠监护者的帮助。

1）对监护者的口腔卫生指导：必须对监护者进行有关残疾儿童的口腔卫生保健、刷牙指导，还要包括判断新生儿有无残疾，以及对残疾儿的处理措施的知识教育，并到就近的口腔医院及时就医，尽早开始口腔医疗和康复治疗，进行早期的口腔健康管理和保健。

2）指导残疾人的特殊口腔护理：耐心地指导或帮助缺乏生活自理能力的残疾人每天至少彻底刷牙或用牙线洁牙1次，有效地去除牙菌斑。帮助残疾人刷牙应选择适宜的牙刷（必要时可使用电动牙刷）和一种比较容易操作且舒适的体位与姿势（图2-1）。①让残疾人坐在椅子上，靠着椅背，用枕头垫在头后部，使其感到舒适；帮助者站在其身后，用手稳住病人头部，刷上牙时可让头稍向后仰起，按照正常人的刷牙方法与顺序进行。②残疾人也可坐在地板上，让其背部靠着帮助者；帮助者可坐在短椅子上，用膝盖支持其头与肩部，然后开始操作。③只能躺在床上或地板上的残疾人，帮助者坐在其身旁进行操作，还可用毛巾或吸唾器辅助操作，避免污物或残渣存留于口腔与牙缝中。④对于坐不稳的残疾人，可用宽带缚住其腰部，并控制病人的手和身体的活动；帮助者可用一只手搂在病人胸前进行操作。⑤对于残疾儿童，可以让其头部躺在帮助者的肘部，当控制其活动较困难时，则需要两个人面对面，病儿在中间，一人抱住孩子，另一人刷牙。⑥如果病人需要张开嘴，由于其可能有不能自主的肌痉挛，可用橡皮或纱布缠住几块压舌板放在上、下牙列之间。如有假牙应先取下洗净，放入清水中浸泡备用（禁用热水浸泡）。

可用菌斑显示剂检查牙齿是否已彻底刷干净。

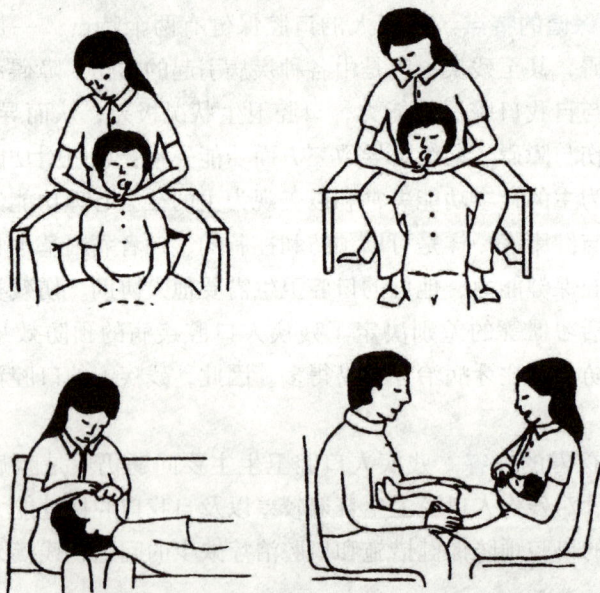

图2-1　帮助儿童或残疾人刷牙去除牙菌斑

3）适当应用氟化物：尽量采用局部用氟方法，如含氟牙膏、氟水含漱或由口腔专业人员定期进行局部涂氟，如含氟凝胶、含氟涂料等。

4）尽早进行窝沟封闭术：残疾儿童的磨牙萌出之后则应尽早进行窝沟封闭。

5）限制糖与甜食：严格控制每天糖与甜食的摄取量，餐间不食含糖物质。少喝碳酸饮料，可适当使用糖替代品。

6）定期口腔检查：由口腔专业人员为残疾人提供定期（至少每半年1次）检查，应每6~12月1次，必要时提供洁治及局部用氟等保健措施。

（2）口腔保健用品选择　残疾人的口腔保健用品基本上和健康人差不多。主要根据残疾的程度和配合能力，选择清洁口腔的适宜方法和用品。

1）改良牙刷：可把普通牙刷刷柄进行改良，使刷柄易于残疾人握持，如：①刷柄上可以带一条宽的弹力或尼龙带，或选用海绵、泡沫塑料或加厚橡皮制作刷柄，使残疾人容易握住，不易滑脱；②为限制残疾人的肩部活动，可用一根木条或塑料条加长刷柄；③如果残疾人能站着或靠着，但手和肩均有残疾，电动牙刷可以夹在短桌上或椅背后（图2-2）。

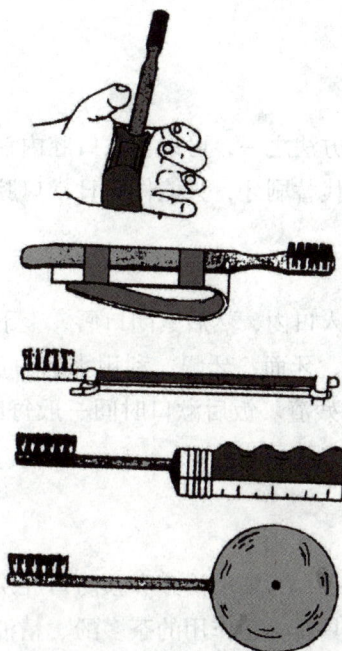

图2-2　残障者的特种牙刷形状

2）电动牙刷：用一般牙刷清洁口腔有困难的残疾人，可推荐使用电动牙刷，可帮助按摩牙龈和维护口腔卫生，减轻刷牙的疲劳。

3）水冲装置：对清洁口腔有一定的辅助作用，适合于重症残疾人。它是利用水流把滞留于口腔内的大块食物碎屑冲走，但对龈下菌斑的清除和预防没有特殊的效果。

4）牙间隙刷和牙线：一些残疾人也可使用牙间隙刷、牙线清洁牙齿邻面，或者有他人协助使用。具体用法见本章第三节。

残疾人口腔保健是一项艰巨的任务，需要全社会关注和各部门配合。残疾人的口腔保健应纳入初级卫生保健和社区卫生保健的范畴，并作为医疗保健的内容之一。

第三节　口腔自我保健方法

口腔疾病尤其是龋病和牙周病与口腔卫生状况密不可分，因此，进行口腔卫生保健在预防口腔疾病、维护口腔健康中显得越来越重要。卫生保健分为专业保健、社会保健、自我保健三类。口腔自我保健就是自己通过漱口、刷牙，使用牙线、牙签，牙龈按摩等方法来清洁牙齿，建立并保持良好的口腔卫生习惯，充分发挥口腔各组织结构的生理功能，从而达到提高自身口腔健康水平、预防口腔疾病目的的一种个人行为。研究认为，自我保健是三类卫生保健中最具潜力的一类，其方法是开展口腔自我保健的重要手段。

一、漱口

漱口是最常用的口腔清洁方法之一，可以去除口腔内食物残渣，漱口水中的药物可抑制菌斑生长。但漱口不可以代替刷牙，只能作为日常口腔护理的辅助手段。

（一）漱口方法

漱口是先将适量漱口液含入口内，然后紧闭口唇，上下牙列微张开，鼓动腮部及唇部，使漱口液充分接触牙间隙、牙面、牙龈，利用水的力量，前后左右反复冲洗口腔，最后通过吐出漱口液去除食物残渣。饭后漱口时间一般每次2~4口即可，应根据个人口腔大小含入适量漱口水，用力鼓漱。

（二）漱口液

漱口液一般用清水或淡盐水，为辅助治疗和预防口腔疾病，常加入一些药物，如具有防龋作用的氟化物漱口水，具有抑菌作用的茶多酚、精油、三氯生等，具有美白作用的过氧化氢、焦磷酸亚等，以及具有止痛作用的普鲁卡因。医用药物漱口液应遵医嘱使用，不能作为日常保健用品。

二、刷牙

刷牙适合所有人群，是重要的日常自我口腔保健措施。有效的刷牙，可去除牙面上的菌斑、软垢和食物残渣，并且借助牙刷刷毛的按摩作用，可增强牙周组织防御能力，维护牙龈健康。近几十年来，刷牙方法、牙刷、牙膏及其与刷牙有关的观念和行为问题，已成为口腔预防医学研究的重要课题。

（一）牙刷

牙刷是刷牙的工具。正确的选择和使用牙刷，是保证刷牙良好效果的前提。

1. 牙刷的设计　理想的牙刷应该能有效去除牙菌斑且不损伤口腔组织；要有利于口腔健康，且使用方便，经济耐用，便于推广。这就取决于牙刷的设计，对于不同的牙刷使用者，设计应从刷毛、刷头形状、刷柄方面进行。我国保健牙刷的设计标准见表 2 - 1。

表 2 - 1　我国保健牙刷的设计标准

项　目	幼儿	7 ~ 12 岁	13 ~ 18 岁	成人
牙刷全长（mm）	120 ~ 130	140 ~ 150	155 ~ 160	160 ~ 180
刷头长度（mm）	16 ~ 18	20 ~ 24	25 ~ 30	30 ~ 35
刷头宽度（mm）	7 ~ 8	9 ~ 10	10 ~ 11	11 ~ 12
毛束高度（mm）	8. 5 ~ 9	9. 5 ~ 10	10. 5 ~ 11	11 ~ 12
毛束排数（排）	2 ~ 3	3	3	3 ~ 4
刷毛直径（mm）	不超过 0. 18	不超过 0. 18	不超过 0. 2	不超过 0. 2
刷毛顶端	圆钝形	圆钝形	圆钝形	圆钝形

（1）刷毛　理想的刷毛应具有适当的弹性、硬度，耐磨，表面光滑，不易吸收水分，容易洗涤及干燥，有利于牙及牙周组织的清洁、健康等特点。

最初的刷毛是由猪鬃毛制成的，虽然吸附牙膏及清洁效果均好，但由于磨损快、易吸水变软、不易干燥、易生霉变质等缺点，因而自 20 世纪 30 年代开始至今已被尼龙丝所取代。用尼龙丝能生产出不同直径、不同硬度的多种规格的刷毛，能更长久地保持较好的硬度和弹性，耐磨，容易保洁干燥；但遇到高温形成卷毛后，不能再使用。目前，国内外市场上采用优质尼龙丝生产的刷毛，质地细软、耐磨而富有弹性，可进入邻间隙及龈沟，便于清除邻面及龈下菌斑。优质尼龙丝在水中充分浸泡后，其硬度仅下降 27% 。

牙刷刷毛除了用料选择外，其软硬度、刷毛毛端形状、刷面排列形状等也各有所不同。

1）硬毛牙刷与软毛牙刷的比较：一般情况下，刷毛有软、中、硬三种，可根据不同的情况选择适宜的牙刷。从清洁作用来说，硬毛牙刷清除菌斑和牙垢的作用较好，但对牙齿的磨损作用和牙龈的损伤也较大；软毛牙刷柔韧易弯曲，并能进入龈缘下和邻面间隙清除菌斑，但对厚的菌斑不能完全去除。目前已普遍使用中软毛牙刷。

2）毛端磨圆与毛端平切的比较：有研究认为毛端磨圆形比平切锐形者安全，能减少对牙龈损伤，有较好的去除牙菌斑的能力。

3）波浪形刷面与平面形刷面的比较：有人认为波浪形者较平面形者去除牙菌斑的能力强，更有利于牙间隙的清洁；但也有人认为用波浪形刷面的牙刷刷牙，对牙龈及牙齿的损伤较大。

（2）刷头设计　刷头的形状和大小设计的关键是方便进入口腔内的难刷部位，形状可以是小圆形、小长方形、菱形、钻石形等。

（3）刷柄的设计　刷柄应有足够硬度、强度，能负担刷牙时使用的力量，并不易弯曲与折断，防潮，不吸收水分，容易干燥。因此目前刷柄材料已由过去的牛骨和竹片发展为塑料制品。此外刷柄还应有适当的长度与宽度，便于握持，不易滑脱或转动。

2. 牙刷的种类 牙刷包括手动牙刷和电动牙刷，根据刷头、刷毛不同，又可分为通用型与特异型两大类。

（1）**通用型牙刷** 以直柄为宜，刷毛软硬适度，排列平齐，毛束排数不宜过多，一般为 10～12 束长，3～4 排宽，各束之间要有一定的间距（图 2-3）。

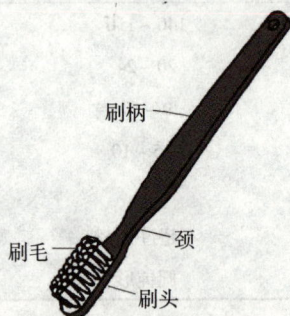

刷柄
颈
刷毛
刷头

图 2-3 通用型牙刷

（2）**特异型牙刷** 为适应口腔特殊情况和特殊目的而设计，其刷头的形状、刷毛排列的形式各不相同（平面形、波浪形、半球形、中凹形、U 形等）（图 2-4）。其中弯毛牙刷外侧的两排刷毛长且向内弯曲，中间一排刷毛短而直，刷牙时长刷毛总能包住整个牙齿，因此刷牙时只需作简单的水平运动，即能达到良好的洁齿效果（图 2-5）。还有为戴固定矫治器患者设计的牙刷刷毛毛束排列成 V 形（图 2-6）。

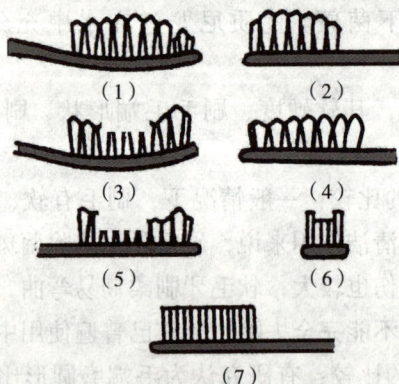

（1）　　　　（2）

（3）　　　　（4）

（5）　　　　（6）

（7）

图 2-4 特异性牙刷刷毛的排列形式（（1）～（7））
（1）和（4）半球形　（2）和（3）中凹形　（5）波浪形　（6）U 形　（7）平面形

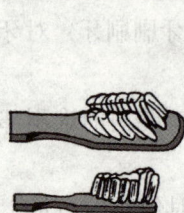

V型毛束

图 2-5 弯毛牙刷及其刷洗时模式图　　**图 2-6 毛束排列成 V 型的牙刷**

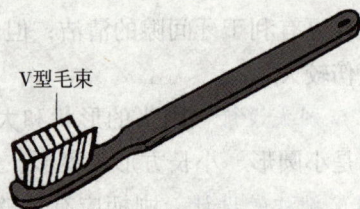

（3）**新型牙刷**　随着科技的进步，国内外还设计了具有特殊功能的新型牙刷。

1）指套式牙刷：由法国人设计的套在拇指或食指上的硅胶柔软牙刷，适用于刚刚长牙的婴儿（图2-7）。

2）电动牙刷：20世纪60年代电动牙刷在美国上市。但初期运动形式主要为前后运动，其效果并不比手动牙刷高，因此主要适合残疾人及手的灵活性受限的人群。80年代以后，电动牙刷的运动形式和频率都得到了大的改进。市场上出现了单向转动、相对转动、左右摆动、钟摆式转动等运动形式的电动牙刷，频率也有从每分钟几百转到几千转的，甚至有带有抛光杯的，装有超声波仪器，靠脉冲、喷水清洁牙齿的电动牙刷。电动牙刷的动力都来自于干电池或充电电池（图2-8）。

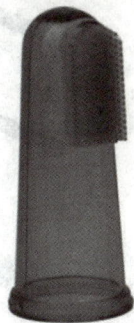

图2-7　指套式牙刷

有临床试验证实，电动牙刷的刷牙效果优于手动牙刷，且其并没有对口腔软硬组织带来更大伤害。因此，对手动刷牙效果不佳者，可鼓励选择合适的电动牙刷，以保证口腔清洁的效果。

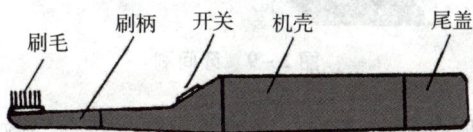

图2-8　电动牙刷

注：机壳内有电机、高能电池；尾盖内有充电极。

3）音乐牙刷：这种牙刷在使用时，能发出乐曲声，而且当刷牙方法不正确时，乐曲就自动停止。音乐牙刷适合学刷牙的儿童使用，在游戏中学会正确的刷牙方法。

4）牙间隙刷：牙间隙刷由刷毛和手柄两部分组成，状似瓶刷式或锥形的单撮毛式，刷毛可经常更换（图2-9）。牙间隙刷适用于清除刷牙难刷到的邻面、牙龈退缩的邻间区、暴露的根分叉区的菌斑和食物残渣，其效果优于牙签和牙线。

3. 牙刷的选择　影响个人选择牙刷的因素很多，如个人去除菌斑又不损伤口腔的能力，按程序刷牙的意愿，口腔健康状况，尤其是牙的排列情况，手的灵巧性，个人喜好，医生建议等。总的来说，选择牙刷的原则有：①刷头较小；②刷毛为软毛或中毛，末端充分磨圆；③刷柄握持方便；④适合生长发育不同阶段。不能学会正确刷牙方法的人、不能养成好的刷牙习惯的人可选用电动牙刷；牙周病患者、戴固定修复体或牙颌畸形矫治器患者均应在口腔医生的指导下选择牙刷。

儿童应根据年龄段选择阶段性儿童牙刷。半岁~2岁，应从指套牙刷开始过渡到软毛牙刷，刷头周围最好是软胶的；2~4岁，选择小头软毛牙刷，因孩子开始自己学刷牙，为引起兴趣，刷柄设计最好是卡通型的；5~7岁，六龄齿萌出，应选用末端刷毛长的牙刷；8~12岁，混合牙列期，可选用交叉刷毛和末端动力刷毛的牙刷，以便更好地清洁口腔。

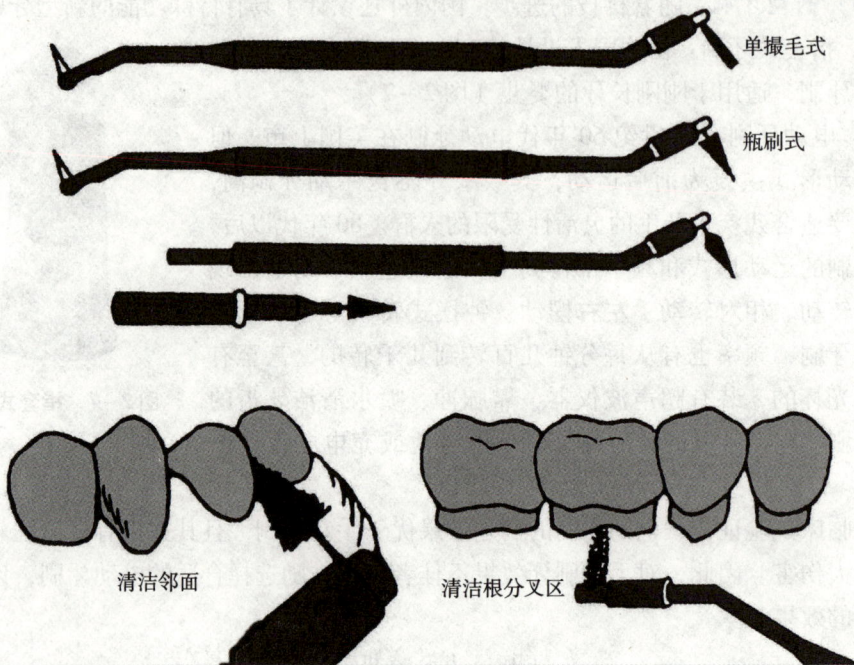

单撮毛式

瓶刷式

清洁邻面   清洁根分叉区

图 2－9　牙间刷

4. 牙刷的保管　牙刷如保管不当，被细菌污染，就会导致细菌的传播。不洁的牙刷可成为多种疾病的传染源。每次刷完牙后，要用清水反复冲洗牙刷，并将刷毛上的水分甩干，然后将牙刷头向上放入漱口杯中或悬挂于通风且有日光之处使之干燥。牙刷应每人一把，以防止疾病交叉感染。对于集体生活的儿童，应该有专人负责儿童牙刷的清洁工作。

尼龙牙刷不可浸泡在沸水中，更不能煮沸消毒，因刷毛受热可弯曲变形。牙刷用旧后刷毛卷曲不仅失去清洁作用，还会擦伤牙龈，因此一般建议 2～3 个月更换一把新牙刷，若发现刷毛变形亦应及时更换新牙刷。

知识链接

美国人的牙齿健康观

美国人认为牙齿健康是文明的标志。事实上，牙医与人口的比例也可以作为衡量社会发达与否的一个标志。在美国，口腔科医生与人口的比例大约为 1∶1000。据报道，美国麻省理工学院曾经公布一个发明指数的调查结果，在被调查者心目中，20 世纪最重要的 5 项发明是——牙刷、汽车、个人电脑、手提电话和微波炉。牙刷荣居榜首，可见美国人最重视的不是汽车，而是他们的牙齿。

（二）牙膏

牙膏是刷牙的辅助用品，增强刷牙的摩擦作用，更有效地去除菌斑、清洁抛光牙面，同时清新口气。目前我国使用的牙膏可以分为普通牙膏、功效牙膏两大类。

1. 牙膏的组成　牙膏的基本成分包括摩擦剂、洁净剂、润湿剂、胶粘剂、防腐剂、芳香剂和水。另外，还可在普通牙膏中加入其他有效成分，如氟化物、中草药、氯己定、氯化锶等制成功效牙膏。

（1）**摩擦剂**　在牙膏中含量为 25%～60%，其主要作用是清洁和磨光，通过加强牙膏的摩擦能力而达到去除菌斑、色素沉着，使牙面清洁、光滑、发亮的效果，且对于牙面不会造成损伤，能防止色素再沉着。常用的摩擦剂有精细的碳酸钙、焦磷酸钙、磷酸氢钙、二氧化硅、氢氧化铝、硅酸盐等。

（2）**洁净剂**　又称发泡剂或表面活性剂。其主要作用是降低表面张力，能穿透并松解牙面沉积物及色素，乳化软垢，有利于加强刷牙的去污力，且表面活性剂在刷牙时产生泡沫，便于清洁牙面。常用的洁净剂有十二醇硫酸钠、脂肪硫酸钠、月桂醇硫酸脂钠盐等。

（3）**润湿剂**　用于保持牙膏的湿润性使之呈膏状，防止牙膏接触空气而硬化，并使膏型保持稳定。常用的有甘油、山梨醇和丙二醇等。

（4）**胶粘剂**　防止牙膏的固体和液体成分分离，保持均质性。常用的胶粘剂为羧甲基纤维素钠、镁铝硅酸盐复合体等。

（5）**芳香剂**　将香精如薄荷、薄荷油、丁香酚等加入牙膏中，改善口感，消除口臭，使刷牙者感到爽口、舒适，提高刷牙兴趣。

（6）**防腐剂**　为了防止膏体变质，延长储存时间而加入。常用乙醇、苯甲酸钠等。

（7）**甜味剂**　可使刷牙者口感舒适，易于接受。目前常用无致龋性的甜味剂。

2. 功效牙膏　在普通牙膏的基础上加入一定的药物或化学制剂的牙膏。目前功效牙膏已在全世界广泛应用，在欧美等国家功效牙膏的产量占牙膏生产总量的 90%，我国市场上功效牙膏的销售量也占牙膏总销售量的 80% 以上。常见的功效牙膏的种类有以下几种：

（1）**含氟牙膏**　含氟牙膏是目前使用最广泛的功效牙膏。1960 年，美国首先在牙膏中加入氟化物防龋，我国在 20 世纪 70 年代后期也开始将氟化物牙膏投入市场。其主要原理是利用牙膏中的活性氟促使牙釉质矿化与再矿化，以降低釉质在酸中的溶解度，增强牙齿的抗龋能力。

（2）**抑制菌斑，减轻牙龈炎症功效的牙膏**　如氯己定牙膏，国内外研究已证实其具有控制菌斑和牙龈炎症的功效，但其不足之处是长期使用可使口腔软硬组织染色。再如叶绿素牙膏，能抑制细菌生长和降低牙菌斑内的产酸作用，对牙龈炎具有一定的防治效果。尿素和氨能中和菌斑细菌产生的酸，而具抗龋性。尿素还能使蛋白变性，具有酶抑制剂的作用。含氨牙膏即含有尿素和氨成分的牙膏。临床证实，这种牙膏具有一定的防龋作用。

（3）**中草药牙膏** 目前中草药牙膏的品种较多，实验室研究证实如金银花、厚朴、黄芪等具有抑菌作用，但尚缺乏临床直接证据，作用机制也不够明确，有待进一步研究。

（4）**脱敏牙膏** 脱敏牙膏从机理上来说有两类：一类是通过作用于神经细胞外部，抑制神经疼痛信号传送，如氯化钾和硝酸钾；另一类是通过阻塞牙本质小管缓解疼痛，如氯化锶、氟化亚锡、磷硅酸钙钠等。

（5）**增白牙膏** 增白牙膏主要靠摩擦剂和化学制剂发挥美白效果，主要去除外源性色素。其化学活性成分有表面活性、酶类、螯合剂，它们的效果已经被证实。

3. 牙膏的选择 至今尚无可以全面防治口腔疾病的特效牙膏。使用者应该根据个人需要，以其效果和安全性为主要考虑依据来选择牙膏。选择时应注意：①膏体稀稠合适，颜色干净，无污浊；②颗粒不要太硬；③不同功效牙膏交替使用。

（三）刷牙方法

刷牙方法很多，掌握基本的、正确的刷牙方法，是清除牙菌斑，维护牙及牙周组织健康的一项重要措施。然而每一种都有其一定的特点，应根据自己的具体情况来选择适合自己的刷牙方法。如果选择不正确，不但达不到刷牙目的，反会引起各种不良后果。

1. 基本刷牙方法 目前提倡的大多数刷牙方法中都包括有旋转、拂刷与颤动三种基本动作，有助于使刷毛能到达每个牙面或牙龈部位，以轻柔的压力摩擦牙菌斑使其从牙面松脱，还可通过拂刷与擦洗达到清除牙菌斑和按摩牙龈的作用。目前国际上最受推荐的是以巴斯刷牙法为主，旋转法为辅的刷牙方法。

（1）**巴斯刷牙法（Bass刷牙法）** 又称龈沟法或水平颤动法（图2-10）。此方法适合所有人群及做过牙周手术的病人，清洁能力较强。能有效地除去牙颈部、龈缘附近及龈沟内的牙垢和菌斑，可按摩牙龈，还可避免造成楔状缺损及牙龈萎缩。

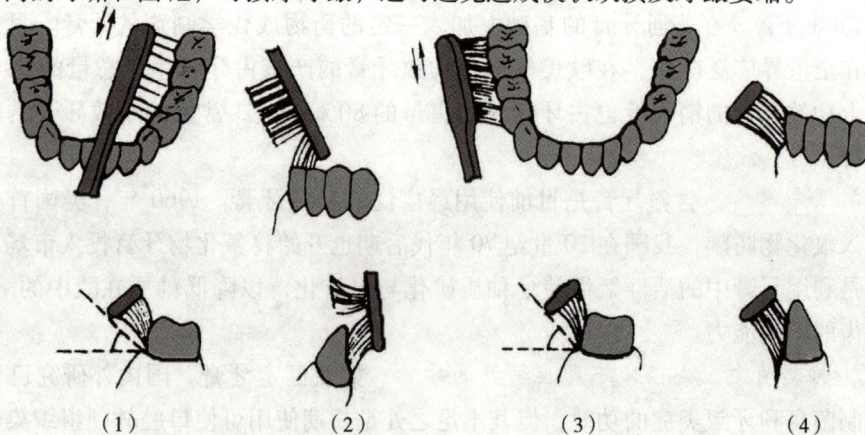

（1）　　　　（2）　　　　（3）　　　　（4）

图2-10 巴斯刷牙法

（1）刷下后牙内侧　　（2）刷下前牙内侧　　（3）刷下后牙外侧　　（4）刷下前牙外侧

操作要领：选择软毛牙刷，将刷毛先与牙长轴平行指向根尖方向（上颌牙向上，下颌牙向下），然后旋转，使与牙长轴呈45°角轻按牙颈部，刷毛一部分进入龈沟，一部分铺于龈缘上，使刷毛作前后方向短距离的水平颤动不少于10次。颤动时牙刷移动仅约1mm，每次刷2~3颗牙，完成后将牙刷移到下一组牙，注意重叠放置（图2-11）。

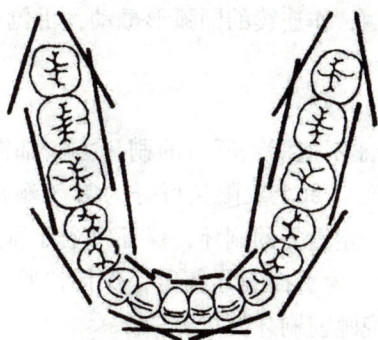

图2-11 牙刷刷牙位置的设定

前牙舌腭侧如牙弓狭窄可将牙刷竖放，轻压刷毛进入龈沟及邻间隙约45°角，对着牙长轴作短距离颤动。𬌗面的刷牙动作是将刷毛紧压𬌗面，使毛端深入点隙裂沟区，作前后牙方向的颤动。

（2）**旋转刷牙法** 又称竖刷法、拂刷法（图2-12）。这种刷牙方法操作简单，易于掌握，可有效去除牙面菌斑，适用于牙龈相对健康或牙龈退缩者。

操作要领：选用中等硬度刷毛牙刷，刷毛指向根尖方向，与牙面呈45°角，刷毛端的一部分紧贴牙面，一部分紧贴牙龈，轻压刷毛一侧作拂刷动作，上牙往下刷，下牙往上刷。刷𬌗面时，将刷毛放在𬌗面上前后来回作小环形旋转运动。各部位可重复刷牙动作5次以上。

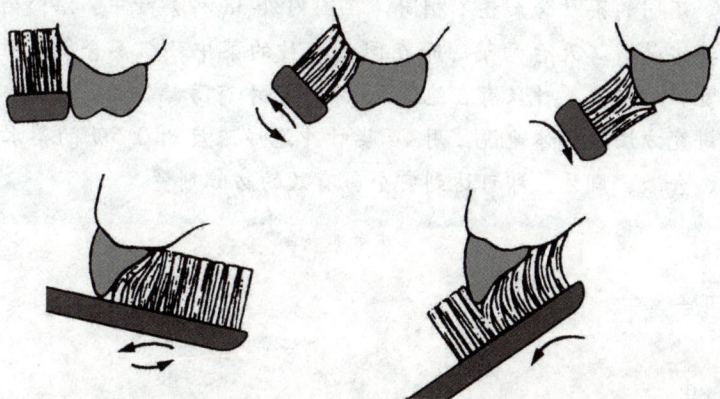

图2-12 旋转刷牙法

（3）**水平颤动拂刷法** 又叫改良Bass刷牙法。此方法结合了水平颤动法和拂刷法，故可有效去除龈沟内和牙面菌斑。

操作要领：按水平颤动法方法刷完一组牙后，将牙刷向牙冠方向转动，拂刷牙面，然后将牙刷移至下一组牙，先水平短距离颤动再拂刷，按顺序刷完所有牙面。

（4）Fones 刷牙法　又称圆弧法。此方法最易为年幼者学习理解和掌握。

操作要领：在闭口下，将软毛牙刷放入口腔前庭，刷毛轻接触上颌最后磨牙的牙龈区，用较快、较宽的圆弧形动作，轻柔地将刷毛从上颌牙龈拖拉至下颌牙龈，逐渐向近中移动。前牙切端对切端接触，作连续的圆弧形颤动，舌侧面与腭侧面需往返颤动，由上颌牙弓到下颌牙弓。

2. 刷牙的注意事项

（1）刷牙的顺序　为保证不遗漏，所有的刷牙方法都需要按顺序分区进行，一般把口腔分为上下左右 4 个象限，每个象限又可分为唇（颊）面、舌（腭）面、𬌗面 3 个区，必须依照一定顺序有一定重复的刷牙，保证每个牙面洁净。

（2）刷牙的次数和时间　为了控制牙菌斑，保持口腔卫生与预防口臭，至少每天刷 2 次牙，每次 3 分钟，早晚睡前刷牙更重要。

有人主张采用 333 刷牙法，即为每天刷 3 次牙，每次刷 3 分钟，刷 3 个牙面（颊、舌、𬌗面）。这种刷牙方法可大大地减少牙菌斑在口腔的形成。

> **知识链接**
>
> ### 茶叶与牙齿健康
>
> 中国是茶的故乡，自古就有饭后饮茶的习惯。饭后用浓茶漱口，既可清除牙缝中的食物，有利于防止牙龈发炎，从而坚固牙齿，又有清热解毒、化腐去淤的功效。茶叶中所含丰富的维生素，还可补充体内维生素的不足。宋代文豪苏东坡曾经说："吾有一法，常自珍之，每食已，辄以浓茶漱口，烦腻即去，而脾胃不和，凡肉之在齿间者，得茶浸漱之，乃消缩不觉脱去，不烦挑剔也，俩齿便漱濯，缘此渐坚密，蠹病自已。"茶叶中还含有具有固齿功效的氟元素。不同的茶叶含氟量不相同，在国内外 38 种茶叶中，涪陵红茶含氟量最高，其次是浙江天台雨茶。而在同一品种的茶中，粗茶含氟量往往高于嫩茶。有资料显示，茶叶只有在泡过 50 分钟后才有防龋作用。因此，用茶水防龋也要讲究方法。具体地说，用 4g 茶叶冲泡成浓度为 0.5% 的茶水，50 分钟后饮用、含漱、刷牙，即可达到安全、有效的防龋剂量。

三、牙间隙清洁

（一）牙线

牙线是牙间清洁器之一，主要用来辅助清除刷牙不能到达的牙齿邻面或牙间隙内的菌斑、食物残渣，对牙面为平或凸的更为适合。近年来把它的作用与牙刷同等看待，目前在欧美各国被广泛使用。

使用牙线的具体方法（图2－13）：

1. 取40～50cm长牙线一段，两端缠绕在双手中指上，间距约15cm；或一段长约20cm的牙线，两端打结形成一个线圈。

2. 用双手的食指或拇指将牙线绷紧，将其轻轻从殆面通过两牙之间的接触点。

3. 清洁右上后牙间隙时，用右手拇指及左手食指将线绷紧，使牙线通过接触区进入牙间隙中，然后将牙线紧贴一侧牙面的颈部，使其呈C形包绕牙面，使牙线与牙面接触面积较大。

4. 将牙线作颊舌向和殆龈向地来回及上下移动，使牙线在牙颈部牙面上刮动，并进入龈缘以下，以清除邻面牙菌斑及龈缘下的菌斑。每个邻面重复4～5次，随即将牙线包绕该牙间隙中的另一侧牙面，重复上述步骤。注意手的适当姿势，拇指在牙齿的外面，协助将面颊牵开。

5. 将牙线从该邻间隙取出，放入邻牙的间隙中，重复3～4步骤。

6. 清洁左上后牙间隙时，转为左手拇指和右手食指执线，方法同上。

如此依次将全口牙齿邻面菌斑彻底刮除。每清除完一个区域的菌斑后，以清水漱口，以漱净被刮下的菌斑，并用流水清洗牙线上的菌斑。

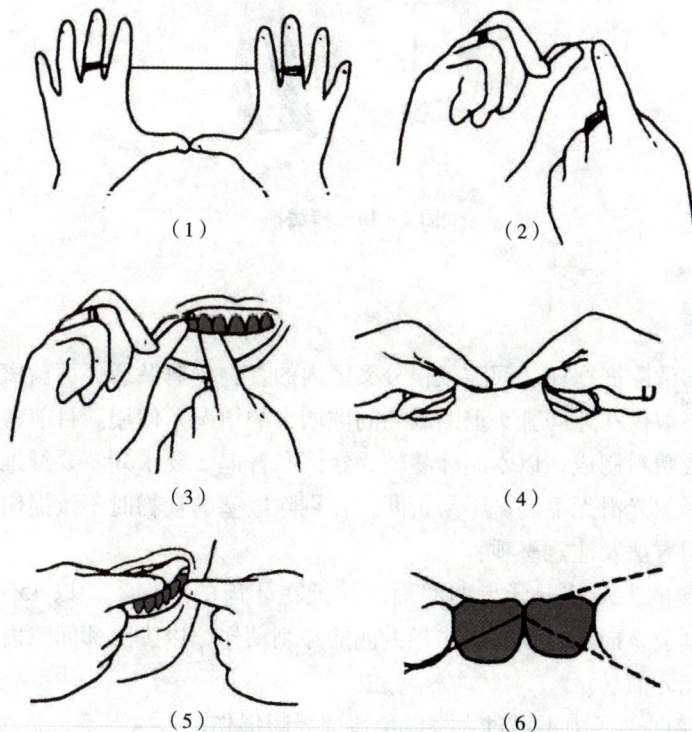

图2－13　牙线的使用方法

（1）牙线两端绕线在中指上　　　（2）清洁上牙，用拇指与食指将线绷紧

（3）牙线通过上牙间隙　　　　　（4）清洁下牙，双手食指将线绷紧

（5）牙线通过下牙间隙　　　　　（6）线紧贴一侧牙颈部，呈C形剔刮牙面

使用牙线的注意事项包括：①两指控制牙线的距离应超过3.5cm；②不要强行用力将线压入牙间隙，有紧而通不过的感觉时，可在牙齿接触面处拉锯式地前后移动，轻柔地让线滑入间隙；③牙线可移到龈沟底以清洁龈沟区，但不能进入牙龈组织，以免引起牙龈不适、疼痛或出血；④使用牙线时尽可能与牙面接触面积大些，作上下刮动，用两手指将牙线在每侧牙面上刮4～6次，直到牙面清洁为止；⑤当牙线磨损或污染时，可转动中指，放出另一段完好的牙线继续使用。此外，不要遗漏最后一颗牙的远中面。

在操作时要注意不要用力过大，当牙线进入牙间隙后，切不可拉锯式前后扯动，以免损伤牙周组织。如果用手执线不便，可用持线柄（图2-14），将牙线固定后，通过接触区，清洁牙齿邻接面部位。

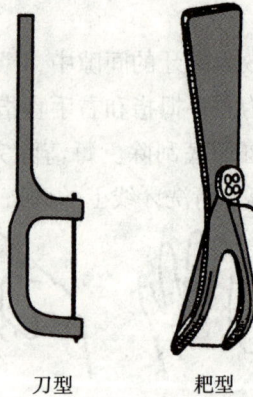

刀型　　　　　耙型

图2-14 持线柄

（二）牙签

牙签是用来清除嵌塞在牙间隙或根分叉区内的食物碎屑及牙邻面菌斑的工具，作为刷牙的辅助。一般仅在牙间乳头退缩或牙间隙增大的情况下使用。目前常用的牙签多由木、竹、橡胶或塑料制成，以木制牙签较为经济和普遍。要求牙签要纤细，横断面呈扁圆形或三角楔形，光滑无毛刺，不易折断，在剔除嵌塞的食物时不致损伤牙龈。

牙签的使用方法及注意事项：

1. 应将牙签的尖端朝向牙齿的殆面，并抵在牙齿的颊面上，以45°角滑行到牙缝内，顺着牙缝剔拨，向冠方剔起或作颊舌侧的穿刺动作，以去除邻间隙内的食物残渣和菌斑，并且磨光牙面。

2. 使用牙签时，压力不可过大，以免造成牙龈损伤。

3. 勿将牙签强行压入健康的牙龈乳头区。对于无牙龈乳头退缩者，不宜使用牙签。

"剔牙有道"

牙签对上年纪的人很适用。有牙龈萎缩、牙根暴露多、牙周手术后牙间隙大、后牙根分叉暴露等情况的人，都可用牙签剔出嵌塞在牙间隙里的食物。但年轻健康的人如果牙周、牙龈未萎缩，牙间隙不大，最好不要使用牙签，以防止牙间隙增大。俗话说，"牙越剔越稀"。牙签应选用清洁、不易折断、光滑、无毛刺、横断面呈扁圆形或三角楔形的。正确使用牙签剔牙法，对减少牙齿邻面龋和牙周病的发生及维护口腔卫生十分有益。

（三）牙龈按摩器

牙龈按摩的常用工具有橡胶按摩器、手指、牙刷等。橡胶按摩器由锥形橡皮尖及塑料柄构成。

锥形橡皮尖有两种形式，一种是塑料柄上安装一个可以脱卸更换的锥形橡皮尖，另一种是牙刷柄末端装有锥形橡皮尖（图 2 - 15）。橡胶按摩器的主要作用是按摩牙龈，增强血液循环和上皮组织的角化程度，特别适用于牙龈乳头萎缩及牙周手术后遗留的根分叉暴露区的牙龈；同时还可通过橡胶的机械作用，去除邻面颈部的软垢和牙菌斑，以维护牙周组织的健康。使用时，将橡皮尖置入牙间隙，尖端向𬌗面呈45°角，侧缘轻压于龈上，作旋转式动作，按摩牙龈组织。

按摩器

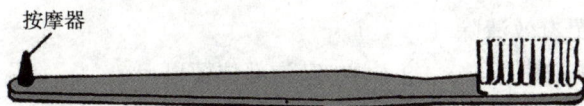

图 2 - 15 带锥形橡皮尖的牙刷

小 结

如何控制口腔疾病，提高自我口腔保健意识，尽快改善口腔健康状况，不断完善医学服务模式的转变，是口腔医学的重要任务。口腔健康教育是促进其实现的有效途径，它是吸收了口腔医学及其他多门社会学科的营养而发展起来的，通过制定一系列预防口腔疾病的措施和项目，使公众增长自我口腔保健的能力，自觉建立良好的口腔卫生习惯。

目标检测

一、填空题

1. 婴幼儿口腔健康的目标是_____，_____是贯彻"预防为主"方针最重要的一环。

2. 老年牙周疾病流行的特点是_____、_____、_____均较高。

3. 孕妇治疗牙病选择的时间最好是_____。

二、单项选择题

1. 在初级口腔预防保健中，口腔自我保健方法中没有（　　）
   A. 刷牙　　　　　　　　　B. 漱口　　　　　　　　　C. 牙周洁治
   D. 牙龈按摩　　　　　　　E. 牙间清洁

2. 从口腔预防保健的角度，保健牙刷应该是（　　）
   A. 刷毛软，刷头大　　　　B. 刷毛硬，刷头小　　　　C. 刷毛软，顶端圆
   D. 猪鬃毛，刷头小　　　　E. 刷毛硬，顶端圆

3. 在基本的牙膏成分组成中没有（　　）
   A. 摩擦剂　　　　　　　　B. 洁净剂　　　　　　　　C. 甜味剂
   D. 凝固剂　　　　　　　　E. 湿润剂

4. 使用牙线可最有效清除（　　）
   A. 牙唇舌侧菌斑　　　　　B. 窝沟部位菌斑　　　　　C. 牙邻面菌斑
   D. 光滑面菌斑　　　　　　E. 龈缘菌斑

5. 刷牙应注意的问题是（　　）
   A. 是否用含氟牙膏　　　　　　　　B. 用什么指数检查效果
   C. 刷牙的次数和时间　　　　　　　D. 是否用保健牙刷
   E. 是否有老师教刷牙

6. 自我口腔保健的刷牙方法，其口腔保健作用是（　　）
   A. 消除口腔炎症　　　　　B. 控制菌斑　　　　　　　C. 清除舌苔
   D. 去除食物嵌塞　　　　　E. 预防牙隐裂

7. 采用刷牙方法清洁不到的牙部位是（　　）
   A. 前牙颈部　　　　　　　B. 牙齿邻接面　　　　　　C. 后牙舌侧面
   D. 下前牙唇侧　　　　　　E. 上后牙颊侧

8. 尽管各地开展口腔预防保健的目标水准不完全一样，但都是以（　　）
   A. 错𬌗畸形为主　　　　　B. 龋病和种植牙为主　　　C. 牙周疾病为主
   D. 龋病和牙周疾病为主　　E. 龋病和义齿修复为主

9. 当今口腔保健的基础和基本内容包括（　　）

A. 定期牙周洁治抛光　　　　　　B. 食品选择与营养指导

C. 免费全口义齿修复　　　　　　D. 急诊拔牙

E. 半价儿童牙科治疗

10. 开展口腔预防保健时，口腔健康教育的意义在于（　　）

A. 增强自我口腔保健能力　　　　B. 人可以不得牙病

C. 刷牙可以祛除牙菌斑　　　　　D. 普及口腔健康教育

E. 加强口腔卫生指导

11. 根据口腔健康教育实施的手段不同，其主要方法不包括（　　）

A. 语言教育　　　　　B. 抽象教育　　　　　C. 文字教育

D. 电化教育　　　　　E. 形象化教育

12. 在社区口腔保健中口腔健康教育不是要（　　）

A. 增加人们保护牙周健康的愿望　　B. 建立有利于口腔健康的行为

C. 指导社区人群有效刷牙　　　　　D. 爱牙、健齿、强身

E. 提高口腔预防人员个人威望

三、简答题

1. 简述口腔健康教育的方法。
2. 简述牙膏的作用有哪些。
3. 叙述刷牙的方法有哪些。
4. 详述口腔健康与口腔的结构和功能、食物和营养以及个人的生活习惯的关系。

第三章　口腔流行病学

知识要点

1. 流行病学的研究方法及在口腔保健中的应用。

2. 口腔健康调查的方法，并能描述抽样和样本含量确定的方法，调查项目和表格设计、调查标准、误差防止方法及资料的整理与分析。

3. 龋病及牙周病调查的各种指数以及影响龋病及牙周病流行的有关因素。

4. 将基本的医学统计方法和流行病学方法应用于群体口腔健康状况的评价。

流行病学是人类在与疾病作斗争的长期实践过程中，逐步形成和发展起来的一门科学。它既是一门基础学科，又是医学和公共卫生学的桥梁学科。

流行病学主要是运用现场观察和现场实验的方法，研究人群中疾病和健康的动态分布及其影响，借以探索病因和流行规律，拟订并评价防治疾病、增进健康的对策和措施的科学。这个定义阐述了流行病学是研究人群疾病和健康发生、发展的原因和分布规律；研究防治疾病的策略和评价其效果。其研究对象是全部人群，包括健康人群和患病人群。

目前，流行病学的原理和方法不仅应用于预防医学，而且广泛应用于临床医学。它协助临床医生诊断疾病、治疗疾病，估计疾病治疗的预后等，同时为临床医生进行医学研究提供了重要的方法。

口腔流行病学是流行病学的一个分支，是运用流行病学的原则、基本原理和方法，研究人群中口腔疾病发生、发展和分布的规律及其影响因素，同时研究口腔健康及其影响因素，为探讨口腔疾病的病因和流行因素，制定口腔保健计划，选择防治策略和评价服务效果打下良好的基础。

口腔流行病学的起源

在西方，口腔流行病学起源于20世纪初。当时在美国的科罗拉多州，流行着一种以往牙医书上从未提到过的疾病，表现为牙表面有白色的条纹或棕色着色，人们将之称为棕色牙。当时在该州行医的年轻医生McKay联络了美国的牙科专家Black，一起对科罗拉多州的一些地区进行了流行病学调查。调查结果显示：这些带有条纹牙的患者主要生活在一些湖泊周围，他们取湖泊水作为饮用水。两位医生将这种疾病定名为斑釉牙，认为它的发生与饮用水有关，他们在1916年公布了这一研究成果。由于当时分析技术还不发达，并不能确定饮用水中何种成分会引起斑釉牙。随着科学技术发展，先进的分析技术和仪器进入美国，一些科学家终于发现引起斑釉牙的饮用水中氟元素的含量远高于普通饮用水，从而找到引起斑釉牙的原因是氟。

第一节 流行病学的研究方法

流行病学有其特有的研究方法，按照性质的不同可以分为观察法、实验法和理论研究法等。观察法是流行病学研究的主要方法，包括描述性研究方法和分析性研究方法，研究者利用上述两种方法，客观地收集人群有关暴露或疾病资料，评价暴露与疾病之间的关系。实验法是实验者具有控制实验的能力，并能控制其他混淆因素，评价暴露与疾病之间的关系。理论研究法是对疾病的病因、宿主及环境之间的联系所做的假设得到反复验证后，用数学公式来表明疾病流行的规律。

一、描述性流行病学

描述性流行病学是流行病学研究方法中最常用的一种，它对疾病或健康现象在人群中的分布以及发生、发展的规律作客观的描述。其作用是客观地描述某种现象在人群中的分布、发生和发展的规律，提出病因假设。描述性流行病学常用的方法有：横断面研究、纵向研究和常规资料分析。

（一）横断面研究

横断面研究又称现况调查，调查目标人群中某种疾病或现象在某一特定时点上的情况。它的作用在于了解疾病的患病情况和分布特点，以便制定预防措施并为研究病因提供线索。如在2005年进行的全国第三次口腔流行病学抽样调查采用的就是横断面研究方法。

（二）纵向研究

纵向研究又称疾病监测，是研究疾病或某种情况在一个人群中随着时间推移的自然动态变化，即对一组人群进行定期随访，分析两次或多次的横断面调查结果。其作用是动态地观察疾病或某种现象的演变情况及其原因分析。如对某一幼儿园3岁的幼儿连续进行3年的龋病发病情况的定期检查，分析龋病在这一幼儿群体中的变化情况及原因，这种研究方法就是纵向研究。

（三）常规资料分析

常规资料分析又称历史资料分析，即对已有的资料（如疾病记录）或疾病监测记录做分析或总结。这种研究结果可为开展口腔保健工作提供必要的信息。如研究恒牙外伤的原因，可对近5年来到医院就诊的恒牙外伤患者的病历进行分析，从中找出原因。

二、分析性流行病学

分析性流行病学是针对所假设的病因或流行因素，进一步在所选择的人群中探索疾病发生的条件和规律，验证病因假设。它包括病例–对照研究和群组研究。

（一）病例–对照研究

病例–对照研究是先按疾病状态确定调查对象，选择有特定疾病的人群组，与未患这种疾病的对照组，比较两组人群过去暴露于某种可能危险因素的程度，分析暴露是否与疾病有关。这种研究方法是了解和比较病例组和对照组过去暴露情况，从疾病状态去追溯疾病的病因，在时间上是先有"果"后有"因"，故称回顾性研究。

例如：选择患有某病人群作为病例组 m_1 名，未患此病人群 m_2 名作为对照组，在病例组 m_1 名人中有 a 名人存在某种暴露因素，有 c 名人无此暴露因素；在对照组 m_2 名人中有 b 名人存在某种暴露因素，有 d 名人无暴露因素，把调查资料汇总成表3–1。

表3–1　病例–对照研究资料汇总表

暴露情况	病例组	对照组	合计
有暴露	a	b	n_1
无暴露	c	d	n_2
合计	m_1	m_2	N

在表3–1中，如果病例组有暴露史者的比例（a/m_1），通过统计学的显著性检验，明显高于对照组有暴露史者的比例（b/m_2），则提示暴露因素与该疾病有联系，可能是因果关系。

病例–对照研究的方法：首先确定危险因子（暴露因素），提出病因假设，再确定病例组和对照组的配比方式（组间配比、配对），两组的研究对象，最后设计调查表，进行资料的收集整理和统计学分析（相对危险度、比数比例、绝对危险度），以推断疾病和危险因子之间的关系。

病例－对照研究的特点：①观察时间短，研究对象少，适合研究一些病程较长的慢性病和一些比较少见的疾病；②可同时研究多个因素，适合研究原因未明的疾病；③由于是回顾调查，所以准确性较低，可靠性较差，回忆偏倚较大，因而要求严格设计和实施，并作客观的评价。

（二）群组研究

群组研究又称队列研究，将特定人群按其是否暴露于某因素分为两组，追踪观察一定时间，比较两组的发病率，以检验该因素与某疾病联系的假设。这种研究方法是在疾病出现以前进行分组，追踪观察一定时间后疾病才出现，在时间上是先有"因"后有"果"，因而属于前瞻性研究（表3－2）。

表3－2　群组研究资料归纳表

组别	发病	未发病	合计
暴露组	a	b	n_1
非暴露组	c	d	n_2
合计	m_1	m_2	T

在表3－2中，如果暴露组某疾病发病率的比例（a/n_1），通过统计学的显著性检验，明显高于非暴露组同一疾病发病率的比例（c/n_2），则提示暴露因素与该疾病可能存在因果关系。

群组研究的方法：首先确定危险因子（暴露因素），提出病因假设，确定暴露组和非暴露组的人数（要求人数足够，其他混杂因子相同），追踪观察两组人群一定时间，对两组人群的发病率作显著性检验或计算相对危险度，以推断疾病和危险因子之间的关系。

群组研究的特点：①可比性好，资料准确完整；②可获得不同暴露强度与疾病的关系；③可观察一种暴露因素与多种疾病的关系；④由于是前瞻性研究，时间较长，需大量的人力物力；⑤常在病例－对照研究后应用，以进一步验证病因假设。

三、实验流行病学

实验性流行病学也是流行病学重要的研究方法，它是使用人工手段来干预某一疾病的自然分布规律，探索某一因素是否为疾病的流行因素或某一措施是否有效。

实验性流行病学又称为流行病学实验、现场实验或干预实验，是指在研究者控制下对人群采取干预措施，或加于某种因素或消除某种因素以观察其对人群疾病发生或健康状态的影响。其两个重要特点是：①是实验法而非观察法；②要求设立严格的对照组。

实验性流行病学的用途：①预防措施的效果与安全性评价；②评价某种新药、新方法或新制剂的效果；③探讨疾病的病因；④医疗保健措施质量成本效果、成本效益评价。

以下是实验性流行病学研究设计的主要内容：

1. 明确实验目的 进行实验研究首先要明确目的。实验的目的通常是病因研究和评价某项措施。每次实验最好只涉及一个目的。

2. 确定实验现场 选择实验现场必须有严格的条件：①实验地区的目标人群在实验期间要保持相对稳定；②实验人群的疾病发病率要符合要求；③当地领导支持，有卫生保健机构和专业人员保证，群众可接受。

3. 确定实验对象 根据实验目的选择实验对象，如观察窝沟封闭的防龋效果，选择实验对象为易患窝沟龋的儿童。受实验者依从性应好，能够全程参加和合作，遵守有关规定。

4. 确定实验样本量 确定依据有：①事件在一般人群中发生率的高低；②实验组和对照组之间差异程度的大小；③检验的显著性水平和单侧或双侧检验，如果样本量小，检验效能低，反之样本量过大，会造成不必要的人力和物力的浪费。确定样本量，可以参照样本量的计算公式得出。

5. 确定实验组与对照组 遵循随机化原则，把实验对象分为实验组和对照组，并保证两组有同质水平，以减少误差，增加实验结果的准确性。

6. 开放实验与盲法实验 开放实验是指实验者、实验对象、资料收集、监督、分析人员都知道实验组别和内容，可用于改变生活方式等的干预实验。盲法实验分为三种。①单盲：实验对象不知道自己的组别；②双盲：实验者和实验对象不知道自己的组别；③三盲：实验者和实验对象不知道自己的组别，资料收集、监督、分析人员也都不知道实验组别。其中双盲最常用。盲法实验可避免主观因素产生的信息误差。

7. 措施标准化 实验时制订统一的措施、方法和标准，便于两组间对比。同时要求检查人员必须进行严格的校正试验，合格后才可参与实验。

8. 确定实验观察期限 根据实验目的决定观察时间的长短。如应用氟化物防龋，观察期限一般为 2~3 年；牙周疾病预防措施的效果观察期限为 6 周至 18 个月。

第二节 龋病流行病学

龋病流行病学是研究龋病的重要手段。通过流行病学的研究，可以了解龋病的流行历史和现状，制定恰当的预防措施和方法。

一、龋病流行病学指数

指数是表示某种现象变动的程度。在口腔流行病学中，指数起到指标作用或指示作用，用数值差作为标准，测量和比较疾病的扩展范围和严重程度，或用一组序数作代号并加上某种叙述标准来说明口腔疾病在个体或群体中的表现程度。

描述龋病常用指数有：龋失补指数、龋均、患龋率、龋病发病率、无龋率和根龋指数。

（一）恒牙龋失补指数

该指数是由 Klein 等于 1938 年研究龋病分布时提出的，其主要依据是牙体硬组织已经形成的病变不可能再恢复为正常状态，将永远留下某种程度的历史记录。它是检查龋病时最常用的指数。

恒牙龋失补指数用龋失补牙数（DMFT）或龋失补牙面数（DMFS）表示，后者能更准确地反映患龋程度。"龋"（D）即已龋坏尚未充填的牙；"失"（M）指因龋丧失的牙；"补"（F）为因龋已做充填的牙。作为个别病人统计，DMF 指数是指龋、失、补牙数或牙面数之和，而在某人群中的 DMF 指数是这个人群的平均龋失补牙数或牙面数之和，通常可称之为龋均或龋面均。

成年人因牙周病而失牙的概率较高，因而统计成年人龋失补牙数时有可能将因牙周病丧失的牙也计算在内。故按照世界卫生组织的记录方法，检查 45 岁以上者，不再区分失牙是龋病还是牙周病导致的失牙，其失牙数按一个人口腔内实际丧失牙数统计。

（二）乳牙龋失补指数

乳牙龋失补指数定义与恒牙相同。乳牙龋失补指数指乳牙的龋（d）失（m）补（f）牙数（dmft）或龋失补牙面数（dmfs）。计算乳牙因龋丧失的牙要注意和生理性脱落的乳牙区分。世界卫生组织计算失牙的标准是：9 岁以下的儿童，丧失了不该脱落的乳牙，如乳磨牙或乳尖牙，即为龋失。乳牙龋失补指数也可以用龋拔补牙数（deft）或龋拔补牙面数（defs）。"拔"指因重度龋坏，临床无法治疗已被拔除的乳牙。另外，还可用龋补牙数（dft）或龋补牙面数（dfs）说明人群中乳牙的患龋情况（表 3 - 3）。

表 3 - 3　龋失补牙数（牙面数）的应用

	DMFT（dmft）	DMFS（dmfs）
一个牙面有龋的牙	D（d）= 1	D（d）= 1
一个牙面有龋另一个牙面有充填体	D（d）= 1	D（d）= 1
		F（f）= 1
一个牙面有充填体的牙	F（f）= 1	F（f）= 1
可疑龋	不计分	不计分
一个因龋丧失牙	M（m）= 1	前牙 M（m）= 4
		后牙 M（m）= 5

（二）龋均、龋面均

龋均（龋面均）：记录人群中每人口腔中平均龋、失、补的牙数或牙面数。它反映了受检人群龋病的严重程度。

计算公式：

$$龋均 = \frac{龋、失、补牙数之和}{受检人数}$$

$$龋面均 = \frac{龋、失、补牙面数之和}{受检人数}$$

(三) 患龋率

患龋率是指在调查期间某一人群患龋病的频率，常以百分数表示。其作用是描述龋病的分布和对比，探讨龋病的病因和流行因素。

计算公式：

$$患龋率 = \frac{患龋病人数}{受检人数} \times 100\%$$

(四) 龋病发病率

龋病发病率是指在至少 1 年内，某人群新发生龋病的频率。是精确反映龋病发病速度的重要指标。应用时注意发病率和患病率是两个不同的概念。患病率通过横断面调查可以获得；发病率只有经过严密的纵向观察才能得到数据，并要求失访率不能大于 20%。

计算公式：

$$龋病发病率 = \frac{新发生龋的人数}{受检人数} \times 100\%$$

例如：2005 年对某年级 12 岁学生 100 人作口腔健康检查，通过检查发现 62 人患龋，龋失补牙数是 D = 78，M = 4，F = 18；龋失补牙面数为 D = 234，M = 18，F = 38。2 年后再对该年级的学生进行口腔健康检查，发现有 19 名同学发生了新龋，请计算本年级学生 2005 年的龋均、龋面均和患龋率以及 2 年后龋病的发病率。

2005 年：

龋均 = （78 + 4 + 18）/100 = 1.0

龋面均 = （234 + 18 + 38）/100 = 2.9

患龋率 = 62/100 × 100% = 62%

2 年后：

发病率 = 19/100 × 100% = 19%

(五) 无龋率

无龋率是指某一年龄组全口牙列无龋的人数占该年龄组全部受检人数的百分率。作用是表示某年龄组的口腔健康水平，用于评价口腔预防措施的成果。

计算公式：

$$无龋率 = \frac{该年龄组全口无龋的人数}{受检年龄人数} \times 100\%$$

例如：2004 年检查 50 名 6 岁儿童的口腔情况，其中有 20 人口腔内无乳牙龋。乳牙无龋率是多少？

乳牙无龋率 = 20/50 × 100% = 40%

（六）根龋指数

根龋指数（RCI）是指牙根发生龋的面数占牙龈退缩牙面数的百分率。根龋只有在牙根暴露的情况下才可发生，因此在检查根龋时先要判断牙根是否暴露。牙根暴露的标志是釉牙骨质界暴露。

计算公式：

$$根龋指数 = \frac{根龋面数}{牙龈退缩牙面数} \times 100\%$$

例如：对 1 名老年人进行口腔检查，发现该老人的口腔内牙龈退缩的牙面数为 50 个，根面患龋数为 5 个，根面因龋做充填的牙面为 10 个，该老年人的根龋指数是：

根龋指数 =（5 + 10）/50 × 100% = 30%

二、龋病的流行特征及其有关因素

（一）龋病的流行特征

1. 地区分布 各地的患龋情况不同，为了比较和评价，WHO 以 12 岁年龄组的恒牙龋均作为评价标准（表 3 - 4）。

表 3 - 4 WHO 龋病流行程度评价指标（12 岁）

龋均（DMFT）	等级	龋均（DMFT）	等级
0.0 ~ 1.1	很低	4.5 ~ 6.5	高
1.2 ~ 2.6	低	6.6 以上	很高
2.7 ~ 4.4	中		

根据 WHO 公布的资料显示，当前世界上龋病分布的特征发生了很大的变化。在工业化国家由于大力开展各种口腔保健措施，龋均和患龋率有了大幅度的下降。按 WHO 的评判标准，工业化国家普遍处于中等以下水平，而在发展中国家由于经济的发展与口腔预防保健措施的实施不同步，这些国家的龋均和患龋率处于较高水平。据 1996 年 WHO 公布的全球各国 12 岁儿童的龋均情况看，目前龋均前 10 位的国家都是发展中国家（表 3 - 5）。

表 3 - 5 不同国家的龋均比较

工业化国家	调查年份	龋均	发展中国家	调查年份	龋均
美国	1991	1.4	洪都拉斯	1987	6.4 ~ 8.3
英国	1996	1.4 ~ 1.5	秘鲁	1990	7.0
法国	1998	1.9	智利	1995	6.7
德国	1993 ~ 1994	2.6	马提尼克	1988	6.3
日本	1993	3.6	菲律宾	1992	6.1
意大利	1995	2.2	伯利兹	1989	6.0

续表

工业化国家	调查年份	龋均	发展中国家	调查年份	龋均
西班牙	1998	1.2	多米尼亚	1986	6.0
加拿大	1994～1995	1.9	巴拉圭	1983	5.9
澳大利亚	1993	1.1	尼加拉瓜	1988	5.9
丹麦	1995	1.2	拉脱维亚	1998	5.7

由于我国幅员辽阔，地理环境和气候条件等存在很大差异，所以不同地区患龋水平相差较大。据 1995 年第二次全国口腔健康流行病学调查结果显示，我国 11 个省 5、12、15、18、35～44、65～74 岁 6 个年龄组的龋均分别为 0.01、1.03、1.42、1.60、2.11 和 2.49，与 WHO 的标准相比较，我国的患龋仍处于很低水平。但与 1983 年第一次全国口腔健康流行病学调查相比较，患龋情况略有上升（表 3－6）。

表 3－6　我国 11 省市 12 岁儿童恒牙龋均

省（市）	龋均（1983）	龋均（1995）	省（市）	龋均（1983）	龋均（1995）
北京市	1.41	0.98	辽宁省	0.76	1.29
上海市	1.17	0.96	浙江省	1.22	1.46
天津市	1.41	1.02	湖北省	0.90	0.51
甘肃省	0.36	0.87	广东省	0.91	1.65
山东省	0.69	0.59	四川省	0.57	0.37
云南省	0.46	0.88	总计	0.67	0.88

龋病在地区上的不同分布与该地区的水氟含量和经济状况有密切的关系。在水氟含量高的地区，患龋率低。经济状况影响龋病的发生，经济状况较好，而口腔保健跟不上时，龋病就大量出现，如广东省、辽宁省。

2. 时间分布　发达国家在 20 世纪 60 年代处于龋病高发期，20 世纪 70 年代开始开展口腔预防保健工作，尤其是氟化物的大规模应用，患龋率开始下降。在发展中国家，进入 20 世纪 80 年代后，经济有了快速发展，人民生活水平逐步提高，糖的消耗量增加，而口腔保健水平未能跟上，导致龋病的发病呈上升趋势。

3. 人群分布

（1）**年龄**　在人的一生中，龋病的患病率随年龄的变化而发生变化。乳牙、年轻恒牙和老年人的恒牙是龋病易感牙齿。

乳牙萌出后不久就可患龋，随着年龄的增长，患龋的可能在逐步增加，在 3 岁左右患龋率上升较快，到 5～8 岁乳牙患龋率达到高峰（图 3－1），以后随着乳牙的脱落，患龋率呈下降的趋势。

在恒牙列中，刚萌出的恒牙由于尚未矿化完成，最易患龋，即在 12～15 岁是恒牙龋病易感期，此时对年轻恒牙实施防龋非常重要。25 岁以后牙釉质的矿化达到一定程度，抵抗酸的能力较强，患龋处于稳定。进入中老年后，由于牙龈退缩，牙根暴露，加

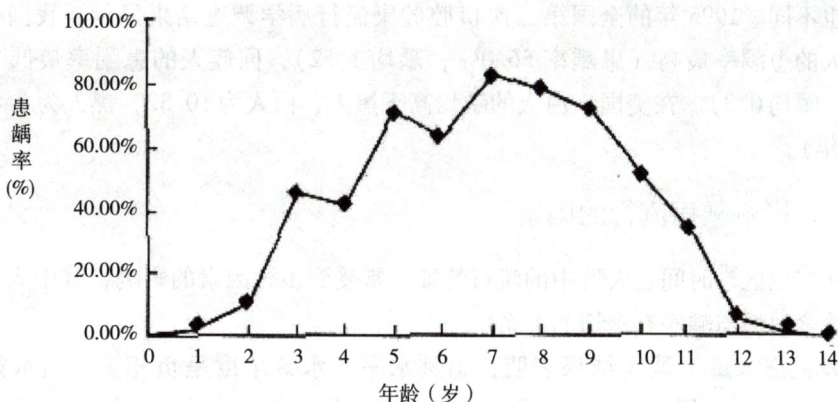

图 3-1 上海市中、小学生乳牙患龋情况

之口腔卫生差，最容易发生根面龋，使龋病又呈上升趋势。50 岁以后，因牙周病加重，使很多牙丧失，患龋率出现了下降的现象。

(2) **性别** 性别与龋病之间的关系，目前尚无明确的定论。经调查，在乳牙列中，男性的患龋率略高于女性。在恒牙列中，女性的患龋率高于男性。1995 年我国进行的第二次口腔健康流行病学调查结果表明：5 岁男性儿童的患龋率为 76.42%，女性儿童的患龋率是 76.68%，两者基本接近。在恒牙列中，女性的患龋率明显高于男性，12 岁年龄中女性患龋率为 51.02%，男性为 40.60%。在 15 岁中女性的患龋率是 57.11%，而男性的患龋率是 47.74%。出现以上现象的原因主要是女性换牙早于男性，即女性的恒牙过早接触不良的口腔环境而造成的。

(3) **城乡居民** 很多资料显示，在发展中国家，城市居民的患龋率明显高于农村居民（表 3-7），形成这种状况的原因可能是城市居民的饮食习惯、生活方式与农村居民不同，糖的摄入量较多，吃甜食的频率较高，加之口腔卫生差，口腔预防保健措施不得力，因而患龋的可能性较大。但 1995 年的第二次口腔健康流行病学调查结果表明：在经济较发达的地区，出现了农村儿童的患龋率高于城市儿童的现象，如上海市 5 岁和12 岁城市儿童的恒牙患龋率分别为 0.14% 和 44.44%，而农村儿童的恒牙患龋率为0.42% 和 48.31%。导致上述情况形成的原因是，在城市大力开展口腔预防保健，口腔卫生习惯逐步建立，而农村预防保健措施未能与经济发展同步进行。因此，在农村大力开展口腔预防保健是十分重要的。

表 3-7 我国 11 个省市 5～44 岁年龄城乡恒牙患龋率

年龄（岁）	城市（%）	农村（%）	年龄（岁）	城市（%）	农村（%）
5	0.65	0.94	18	58.22	49.53
12	48.32	40.82	35～44	64.55	59.92
15	55.70	45.89			

(4) **民族** 在一个国家内，由于各个民族之间的饮食习惯、人文地理环境不同，

患龋率也不同。1995 年的全国第二次口腔健康流行病学调查结果显示，我国少数民族中彝族人的患龋率最高（患龋率 56.0%，龋均 1.52），回族人的患龋率最低（患龋率18.2%，龋均 0.3）。在美国，白人的龋均高于黑人，白人为 10.32，黑人为 6.84（1985～1986 年）。

（二）影响龋病流行的因素

龋病在地区、时间、人群中的流行特征，常受到多种因素的影响，其中人体氟的摄入量及饮食习惯与龋病有密切的关系。

1. 氟的摄入量 调查结果表明，患龋水平与水氟浓度呈负相关。当水氟浓度为 0.6～0.8mg/L 时，龋均和患龋率最低，氟牙症率在 10% 左右。当水氟浓度低于 0.6mg/L 时，龋均和患龋率上升。当水氟浓度高于 0.8mg/L 时，氟牙症大量流行。由此说明，我国的水氟浓度在 0.6～0.8mg/L 时较为适宜。

在氟污染地区，除了水源性氟污染外，还可能有空气或食物性氟污染。在有的地区水氟含量较低，当地居民中氟牙症大量流行，说明氟污染来源于空气或食物。

2. 饮食习惯 流行病学研究表明，糖的摄入量、吃糖的频率、糖的加工形式等与龋病有密切的关系。最典型的例子是，日本在第二次世界大战前后的调查资料充分说明，糖的消耗量与患龋率有密切的关系。在第二次世界大战前，日本平均每人每年糖的消耗量是 15kg，6～9 岁儿童的患龋率是 90%；第二次世界大战期间，每人每年糖的消耗量是 1kg，患龋率下降了 50%～75%；但到 1962 年每人每年糖的消耗量增加到 12～15kg，患龋率又开始回升。在调查中还发现，吃糖的频率和糖的加工形式的不同，都与患龋情况有密切的关系，加工成蜜饯类的食品更容易致龋。

3. 家族因素 研究表明，龋病常在家族中流行，同一家族之间会以相似的形式传播，即父母一方是龋病易感者，其子女亦是龋病易感者。这种情况究竟源于基因遗传，还是由于生活习惯相同，目前尚无定论。

第三节 牙周病流行病学

牙周疾病是导致中老年人失牙的主要口腔疾病。牙周疾病在人群中普遍流行，据 1995 年的我国第二次口腔健康流行病学调查结果显示，15 岁青少年牙石检出率为 67.5%，牙石平均区段数为 2.06，35～44 岁和 65～74 岁人群的牙周炎患病率分别为 14.82% 和 22.4%。

用于评价牙周疾病的指数较多，但目前没有一个指数能全面定量评价牙周疾病对牙龈、牙槽骨、牙周膜等的破坏程度。大多数学者根据研究出发点不同，选用一定的评价指数，只对牙周组织某一部分的病变作出评定。

一、常用牙周健康指数

常用的描述牙周健康的指数有：简化口腔卫生指数、菌斑指数、牙龈指数、龈沟出血指数及社区牙周指数。

（一）简化口腔卫生指数

简化口腔卫生指数，包括简化软垢指数和简化牙石指数，是 Greene 和 Vermillion 在对他们在 1960 年提出的口腔卫生指数加以简化，使之更易操作的基础上于 1964 年提出的。简化口腔卫生指数只检查 6 颗牙的牙面，即 16、11、26、31 的唇（颊）面，36、46 的舌面。简化口腔卫生指数可以用于个人，但主要用于人群口腔卫生状况评价。

1. 检查方法 软垢的检查以视诊为主，当视诊困难时，用镰形探针从牙齿切缘 1/3 处向颈部轻刮，根据软垢覆盖的面积按标准进行记分。检查牙石时，用牙周探针插入牙齿远中面的龈沟底部，沿龈沟向近中移动，根据牙石分布的面积，或是否有龈下牙石及分布的量而进行记分。

2. 记分标准

（1）简化软垢指数（DI-S） 见图 3-2。

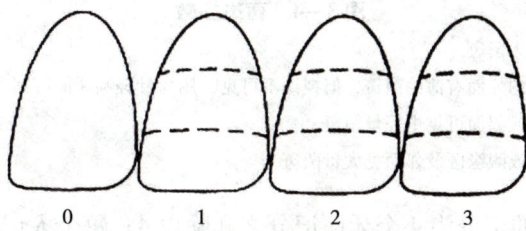

图 3-2 软垢指数

0 = 牙面上无软垢　　　　　　　　1 = 软垢覆盖牙面的 1/3 以下
2 = 软垢覆盖牙面的 1/3 与 2/3 之间　3 = 软垢覆盖牙面的 2/3 以上

（2）简化牙石指数（CI-S） 见图 3-3。

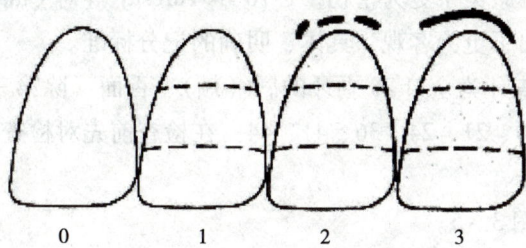

图 3-3 牙石指数

0 = 无龈上、龈下牙石
1 = 龈上牙石覆盖牙面的 1/3 以下
2 = 龈上牙石覆盖牙面的 1/3 与 2/3 之间，或有散在的龈下牙石
3 = 龈上牙石覆盖牙面的 2/3 以上，或有连续而厚的龈下牙石

3. 评价 个人的简化口腔卫生指数是将每个牙面的软垢记分或牙石记分进行相加。群体的简化口腔卫生指数是将每人的软垢记分或牙石记分进行相加，除以受检人数而得。

（二）菌斑指数

菌斑指数由 Silness 和 Loe 在 1964 年提出，根据牙面菌斑的厚度记分而不根据菌斑覆盖面积记分。该指数用于评价口腔卫生状况和衡量牙周疾病防治效果。

1. 检查方法 用视诊结合探诊的方法检查，检查时可用探针轻刮牙面，根据菌斑的量和厚度进行记分。菌斑指数可以检查全口牙，也可以选定几颗牙做检查。每颗牙检查 4 个面，即近中颊面、正中颊面、远中颊面和舌面。

2. 记分标准 见图 3 - 4。

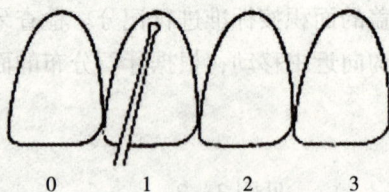

图 3 - 4　菌斑指数

0 = 龈缘区无菌斑
1 = 龈缘区的牙面有薄的菌斑，但视诊不可见，用探针轻刮牙面可刮出菌斑
2 = 在龈缘或邻面可见中等量菌斑
3 = 龈沟内或龈缘区及邻面见大量菌斑

3. 评价 每颗牙的记分为 4 个牙面记分之和除以 4；每个人记分为每颗牙记分相加除以受检牙数。

（三）Turesky 改良菌斑指数

Quigley 和 Hein 在 1962 年提出了 0 ~ 5 岁的菌斑指数记分标准，他们的依据是牙颈部的菌斑对牙周组织健康关系更为密切。1970 年 Turesky 等对 Quigley 和 Hein 的这个菌斑指数作了改良，提出了更为客观、具体、明确的记分标准。

1. 检查方法 检查牙为全口 28 颗牙的唇（颊）、舌面（除第三磨牙之外），或只检查 Ramfjord 指数牙：16、21、24、36、41、44。在检查前先对检查牙进行菌斑染色，根据菌斑分布的面积记分。

2. 记分标准 见图 3 - 5。

（四）牙龈指数

牙龈指数为 Loe 和 Silness 于 1967 年修订。该指数只观察牙龈的颜色、质地的改变及牙龈的出血情况。

1. 检查方法 使用钝头探针对牙周进行检查，同时结合视诊。检查牙为全口牙或选定的几颗牙。每颗牙检查的部位是：近中唇（颊）乳头、正中唇缘、远中唇（颊）乳头和舌侧龈缘。

2. 记分标准 见图 3 - 6。

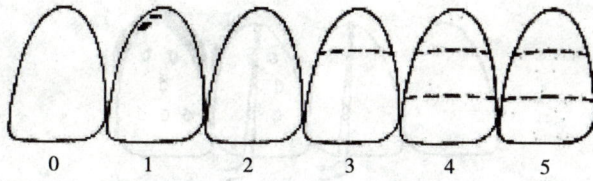

图 3 −5　Turesky 改良菌斑指数

0 = 牙面无菌斑　　　　　　　　　　1 = 牙颈部的龈缘处有散在的点状菌斑

2 = 牙颈部的菌斑不超过 1mm　　　　3 = 牙颈部的菌斑超过 1mm，但不超牙面的 1/3

4 = 菌斑占牙面的 1/3 ~ 2/3 之间　　5 = 菌斑占牙面的 2/3 以上

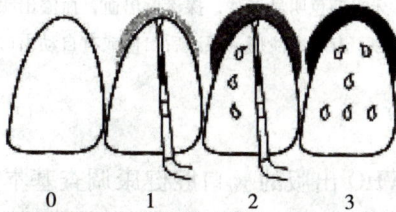

图 3 −6　牙龈指数计分标准（Loe 和 Silness，1967）

0 = 牙龈健康

1 = 牙龈轻度炎症：牙龈颜色有轻度改变并水肿，探诊不出血

2 = 牙龈中度炎症：牙龈颜色发红，水肿光亮，探诊出血

3 = 牙龈重度炎症：牙龈颜色明显红肿或有溃疡，并有自动出血倾向

3. 评价　每颗牙记分：4 个牙面记分之和除以 4，即 4 个牙面的平均值。每个人记分：每颗牙的记分之和除以受检牙数，即全部受检牙记分的平均值。

4. 群体牙龈炎流行程度的评价　按以下标准评价：

牙龈指数	牙龈炎流行程度
0	不流行
0.1 ~ 1.0	轻度流行
1.1 ~ 2.0	中度流行
2.1 ~ 3.0	重度流行

（五）龈沟出血指数

龈沟出血是牙龈炎活动期的表现。Muhleman 和 Son 认为根据龈沟出血情况对牙龈进行评价，更能反映牙龈炎的活动状况，因而于 1971 年共同提出了龈沟出血指数。

1. 检查方法　使用钝头探针对牙周进行检查，同时结合视诊方法。检查时除了看牙龈的颜色和形状外，还要用探针轻探牙龈沟，观察出血情况。在检查龈沟出血指数前，一般不能检查菌斑指数，因染色剂使用后影响龈沟出血情况的辨别。

2. 记分标准　见图 3 −7。

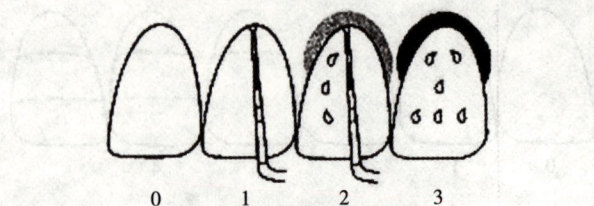

图 3 - 7　龈沟出血指数

0 = 牙龈健康：龈乳头和龈缘外观健康，探诊不出血

1 = 龈乳头和龈缘呈轻度炎症，轻探出血

2 = 牙龈轻度炎症：牙龈颜色有轻度改变，无水肿，探诊后点状出血

3 = 牙龈中度炎症：牙龈颜色改变，有轻度水肿，探诊后出血，血溢于龈沟内

4 = 牙龈重度炎症：牙龈颜色明显红肿，探诊后出血，血溢出龈沟

5 = 牙龈颜色明显红肿，有时有溃疡，探诊后出血或有自动出血倾向

（六）社区牙周指数

1987 年 Ainamo 等在 WHO 出版的《口腔健康调查基本方法》（第 3 版）中采纳了他们早先发表的社区牙周治疗需要指数（CPITN），被 WHO 采纳，推荐作为牙周病流行病学调查指数。1997 年《口腔健康调查基本方法》（第 4 版）对社区牙周治疗需要指数作了修改，取名社区牙周指数（CPI）。这个指数操作简便，重复性好，适合于大规模的口腔流行病学调查。

1. 检查方法　社区牙周指数需要采用特殊的检查器械，在特定的牙位上作检查。

（1）检查工具　使用 WHO 推荐的 CPI 牙周探针（图 3 - 8）。

1）CPI 探针的特点：探针的尖端为一小球，直径为 0.5mm，在距顶端 3.5 ~ 5.5mm 处为黑色的区域，距顶端 8.5mm 和 11.5mm 处有两条环线。

2）CPI 探针的作用：①检查牙龈出血情况，避免损伤牙龈组织；②探测龈下牙石；③探针在 3.5mm 和 5.5mm 处的刻度便于测定牙周袋深度。

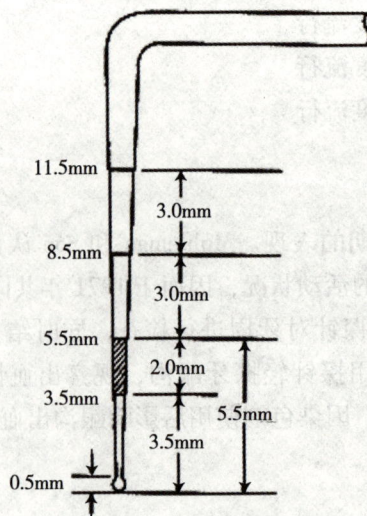

图 3 - 8　CPI 牙周探针

（2）**检查项目** 牙龈出血、牙石分布和牙周袋深度。

（3）**检查方法** 以探诊为主，结合视诊。在进行牙周检查时，CPI 探针用力不超20g，用力过大会引起病人疼痛，且会刺破牙龈，影响检查效果。确定这种力量的方法是将探针末端放在拇指指甲沟内加压至指甲发白，此时所用的力即为适宜的检查用力。探针与牙体长轴平行，紧贴牙龈轻缓插入龈沟或牙周袋内，从远中向近中移动，并作上下短距离颤动，感觉牙石的分布，同时观察牙龈出血情况及牙周袋的深度。

（4）**检查指数牙** 先将口腔分为 6 个区段，即：

17 ~ 14	13 ~ 23	24 ~ 27
47 ~ 44	43 ~ 33	34 ~ 37

检查每个区段的指数牙，20 岁以上者需检查以下 10 颗指数牙的牙龈出血、牙石和牙周袋情况：

17　16	11	26　27
47　46	31	36　37

15 ~ 20 岁者，为避免第二磨牙萌出过程中产生的假性牙周袋，只检查以下 6 颗指数牙：

16	11	26
46	31	36

WHO 规定，每个区段内必须有 2 颗或 2 颗以上的功能牙，且无拔牙指征时，该区段才做牙周检查，并按最重情况记分。成人的后牙区段，如缺失 1 颗指数牙或有拔牙指征时，则检查另一颗指数牙的牙周。如 2 颗指数牙全部缺失或有拔牙指征时，则检查本区段内其余的牙，按最重情况记分。个人的 CPI 记分为 6 个区段中最高记分。

2. CPI 记分标准 见图 3-9。

例 1：男性，40 岁，用 CPI 标准检查其 10 颗指数牙周组织后，结果记录为：

3	2	4
2	2	X

说明他的左上区段至少一颗牙有深牙周袋，需要复杂的牙周治疗；右上区段至少一颗牙有浅牙周袋，需要刮治；上下中区段和右下区段至少各有一颗牙有牙石，需要洁治；左下区段由于 2 颗功能牙已不存在，为除外区段。

例 2：女性，14 岁，用 CPI 标准对其 6 颗指数牙检查后，结果记录为：

0	0	0
1	0	1

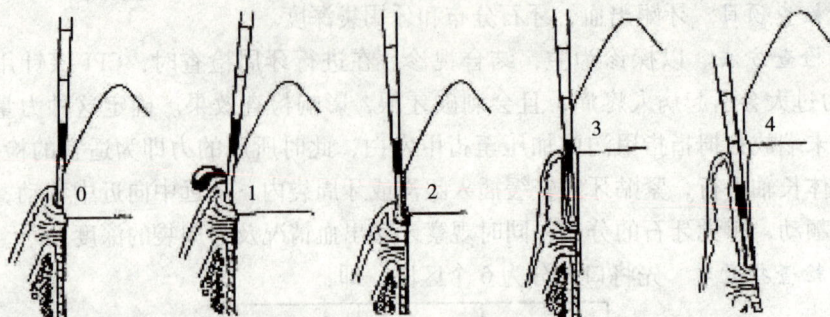

图 3-9 CPI 记分标准

0 = 牙龈健康　　　　　　　　　　　　1 = 牙龈炎，探诊后牙龈出血
2 = 牙石，探诊发现有牙石，探针的黑色部分全部暴露在龈袋外
3 = 早期牙周病，龈缘覆盖部分探针黑色区，牙周袋的深度在 4 ~5mm
4 = 晚期牙周病，龈缘完全覆盖探针黑色区，牙周袋的深度在 6 mm 或以上
X = 除外区段（本区段少于 2 颗功能牙）　　9 = 无法检查（不记录）

　　说明她的上颌左右中区段及下中区段牙周健康，不需要治疗；下颌左右区段患牙龈炎，需要口腔健康教育。一旦建立良好口腔卫生习惯后，牙龈可恢复健康。

　　以上两例个人的 CPI 记分，前者为"4"，后者为"1"。

　　除了上述介绍的这些牙周健康指数以外，在口腔预防和临床医疗中还有一些指数也很常用，如牙周附着丧失指数、牙周指数等，这些指数常根据研究或调查的需要选择应用。

二、牙周病流行特征及其有关因素

　　由于国家及地区之间牙周疾病的患病情况有很大差别，为了便于对不同国家或地区的人群牙周健康状况进行评价和比较，WHO 以 15 岁年龄组的牙石平均区段数作为牙周状况的评价标准（表 3-8）。

表 3-8　WHO 牙周状况评价标准（15 岁）

牙石平均区段数	等级	牙石平均区段数	等级
0.0 ~1.5	很低	3.6 ~4.5	高
1.6 ~2.5	低	4.6 ~6.0	很高
2.6 ~3.5	中		

（一）地区分布

　　牙周疾病几乎在所有的国家中存在，其中某些牙龈炎或牙周炎在成人中的发病率为 70%。近年来 WHO 全球口腔资料库的调查资料显示，牙龈炎在发展中国家普遍存在，患病率和严重程度高于发达国家。而严重的牙周病在发达国家和发展中国家没什么区别，发病率都在 7% ~15% 之间。

牙周疾病在不同地区的患病情况不同，发展中国家的牙龈炎、牙石的患病程度高于发达国家，这与地区之间的经济状况不同有一定的关系（表3-9）。

表3-9　几个国家12~19岁年龄组的牙周状况（WHO）

发达国家			发展中国家		
国家	年份	牙石平均区段数	国家	年份	牙石平均区段数
法国	1987	2.3	泰国	1986	4.2
德国	1987	3.0	塞拉利昂	1989	3.5
日本	1987	1.8	印度尼西亚	1986	3.6
美国	1986	1.5	约旦	1982	3.8

在我国也是如此，牙周疾病普遍存在，农村的流行状况比城市严重。1995年第二次全国口腔健康流行病学调查结果显示：12、15、18、35~44岁年龄组的牙石平均区段数农村高于城市，这种情况与受检人群口腔卫生状况有关。我国第二次口腔健康流行病学调查曾检查了受检者的软垢情况，结果显示：12、15、35~44岁年龄组人群软垢指数记分为"5"的百分率，城市分别为38.56%、29.35%和29.69%，农村为42.95%、32.97%和44.12%。这些数据充分说明，不论在城市，还是在农村，所有年龄组人群的软垢指数均较高，同时农村高于城市。

（二）时间分布

牙周疾病在时间分布上具有以下特征：工业化国家在20世纪60年代，儿童青少年牙龈炎的患病率相当高，11~17岁学生牙龈炎的患病率高达99.7%。进入20世纪70年代，由于牙科公共卫生的发展，人群中的牙病得到控制。首先在青、少年儿童中的龋病和牙周疾病的患病情况呈持续下降趋势，然后把这一成果扩大到成人中。据1985年美国成年人口腔健康抽样调查资料显示：检查18~19岁青少年2个象限牙的牙周组织，每颗牙检查2个部位，结果只有5.4%的部位患牙龈炎，23.7%的部位有牙石；检查3270名35~44岁的工作人员，只有5.7%的部位患牙龈炎，35.6%的部位有牙石，22.4%部位有牙周附着丧失。这表明美国对龋病、牙龈炎的预防工作已取得显著成效。

（三）年龄分布

调查资料显示，牙周疾病患病率随年龄增长而增高。5~6岁就可患牙龈炎，以后随年龄增长，部分牙龈炎发展为牙周炎，牙龈炎患病率下降，但牙周炎患病率上升。全国第二次口腔健康流行病学调查对牙周病的调查依据牙龈出血、牙石、浅牙周袋和深牙周袋记分，从结果可以看出，牙龈出血和牙石百分率从12岁开始逐渐上升，至35~44岁年龄最高，65~74岁老年人因牙缺失，牙龈出血和牙石百分率有所下降，但所有被调查人群的牙石百分率均处于很高水平。牙周袋百分率也随着年龄的增加而呈上升趋势，老年人最高。年龄与牙周病患病程度的关系呈现以上相同的趋势（表3-10）。

表3-10　我国5个年龄组的CPI最高记分百分率（%）

年龄	0	1	2	3	4
12	31.01	16.30	52.03	—	—
15	21.58	10.41	67.72	0.22	0.00
18	14.82	6.50	77.98	0.64	0.03
35~44	2.85	1.69	81.89	11.15	2.06
65~74	0.63	1.42	61.06	17.86	4.26

（四）性别分布

牙周疾病与性别之间的关系目前不明确，各种研究结果不同。但国外多数调查报告显示男性重于女性。据1985年美国成人口腔健康调查资料显示：牙周附着丧失部位的百分率为男性高于女性；各部位牙周附着丧失2mm以上的发生率亦不同，近中面是男性27.90%、女性21.37%，颊面是男性21.52%、女性14.51%；牙周附着丧失的平均值是男性2.04mm、女性1.80mm，其中近中面是男性1.71mm、女性1.50mm，颊面是男性1.72mm、女性1.37mm。但从患病的严重程度看，女性明显重于男性。

在我国，据1995年第二次口腔健康流行病学调查资料显示：6个健康区段健康的百分率除65~74岁年龄组外，均为女性高于男性（表3-11）；牙石检出率和牙石平均区段数均是男性高于女性，男性分别为1.63和1.29，女性分别为1.60和1.19。形成的原因与我国公民中男性的吸烟人数远远高于女性有关。

表3-11　我国12~74岁不同性别牙周健康区段人数百分率

性别	12	15	18	35~44	65~74
男	30.02	19.87	13.12	1.94	0.69
女	32.00	23.30	16.51	3.76	0.43

（五）民族分布

在一个国家内，牙周病在不同民族的患病情况差异很大，这可能与各民族不同的社会经济、环境文化、饮食卫生习惯等差异有关。据1983年口腔健康调查资料，我国少数民族中牙龈炎患病率最低的是朝鲜族（城市20.0%，农村27.3%），最高的是彝族（城市94.7%，农村96.9%）。美国黑人牙周病患病率高于白种人，但如果经济文化水平相同的白人与黑人，则牙周健康状况差异不大。这是由于各民族之间经济、文化、卫生状况等不相同而致。

（四）影响牙周病流行的因素

除以上因素外，牙周病的流行还受口腔卫生习惯、吸烟和营养等因素的影响。

1. 口腔卫生　虽然全身健康状况会影响牙周病发病，但口腔卫生状况与牙周病有直接关系。口腔卫生好，也就是菌斑清除彻底，龈炎发病率低，牙周状况就好；反之，口腔内菌斑很多，牙石堆积，龈炎则不能避免。如果这种情况持续存在，则引起牙周炎。

2. 吸烟　吸烟是牙周病的高危因素之一，吸烟者牙周患病危险高于不吸烟者。吸烟者牙菌斑、牙石堆积增多，牙槽骨吸收加快，牙龈、牙周炎症加重。从影响牙周病的严重程度看，吸烟对牙槽骨丧失、牙周袋加深、牙松动和牙丧失有剂量反应作用，吸烟次数越多、时间越长，越严重。

知识链接

吸烟有害健康

　　在我国，吸烟方式主要有水烟、纸烟和旱烟 3 种方式，但是没有一种是安全的。吸水烟是烟雾通过水的过滤，降低了热量和烟雾中有毒物质对牙龈组织的刺激作用；吸纸烟时由于纸烟末端有一段过滤头，也可有一定的过滤作用；吸旱烟由于缺乏对烟雾和热量的过滤，烟草中的尼古丁等有毒物质直接刺激牙龈黏膜，对牙周病的危害更大。

3. 营养　营养状况是影响牙周组织对致病因素抵抗力的重要条件之一。临床上发现有一些人虽然长期口腔卫生差，但其牙周组织却并没有明显破坏；相反，有些患者口腔卫生保持得相当好，非常注意自我口腔保健，却患有严重的牙周病。这说明除了口腔卫生状况之外，还有其他因素影响牙周健康，如营养状况就是影响牙周组织对致病因素抵抗力的一个重要条件。

人体需要的营养物质如碳水化合物、脂肪、蛋白质、纤维素和矿物质，为牙周组织的代谢、修复和维持正常功能所必需。营养缺乏将影响牙周组织的健康。如蛋白质缺乏可使牙周结缔组织变性，牙槽骨疏松；还可影响抗体蛋白合成，免疫能力下降，易患牙周病。维生素与牙周组织胶原合成有关，维生素的缺乏会造成牙周组织创伤愈合困难。

由此可见营养也是维持牙周组织健康的必要条件之一，营养不良可使牙周组织对口腔局部刺激因素的抵抗力降低，因而易患牙周病。

第四节　错𬌗畸形的流行病学

错𬌗畸形是指儿童在生长发育过程中，由于遗传或后天因素的影响，导致牙列不齐、𬌗关系紊乱，颌骨大小、形态、位置异常等。错𬌗畸形不但影响人的面部外形发育，而且对咀嚼、发音功能也造成不同程度影响，甚至妨碍正常心理发育。

一、错𬌗畸形的流行病学指数

1997 年 WHO 根据牙颌异常的不同类型，推荐采用牙美观指数用于 12 岁以后的年龄组，作为流行病学调查的记分标准。

（一）前牙和前磨牙缺失

检查上下颌牙弓切牙、尖牙和前磨牙的缺失情况，记录缺失牙数。了解所有前牙缺失原因是否因美观原因而拔牙，如果缺牙后间隙已关闭，或该牙位恒牙未萌出、乳牙仍滞留，或缺失的切牙、尖牙和前磨牙已被固定修复替代，则不能作为缺失牙记录。

（二）切牙段拥挤

如两侧尖牙之间的间隙不足以容纳 4 颗切牙正常排列，切牙扭转或错位于牙弓之外。切牙段拥挤按下列标准记分：

0 = 不拥挤

1 = 一段拥挤

2 = 两段拥挤

对于 4 颗切牙排列整齐而有一颗或两颗尖牙错位的情况，则不作为切牙拥挤记录。若有疑问，以低标准记分。

（三）切牙段出现间隙

如上下牙弓左右尖牙之间的间隙超过容纳 4 颗正常切牙的需要，则出现间隙。如果一颗或多颗切牙的邻面没有牙间接触，此段记录为切牙有间隙。而对于乳牙刚脱落、恒牙即将萌出而出现的间隙，不记录为切牙间隙。切牙段出现间隙按下列标准记分：

0 = 无间隙

1 = 一段有间隙

2 = 两段有间隙

若有疑问，以低标准记分。

（四）中切牙间隙过宽

如果两颗上颌中切牙之间，在正常位接触点出现数毫米的间隙，可按两中切牙近中面之间最短的距离（mm）记录。

（五）上下颌前牙排列最不规则

指前牙扭转、错位排列于正常牙弓之外的情况。可用 CPI 探针测量最大排列相邻牙之间不规则部位的距离。测量时探针与殆面平行，与正常牙弓线垂直，探针的顶端置于舌向最突出或扭转的牙的唇面，根据 CPI 探针的刻度，可以估算出牙不规则的毫米数，以最短距离（mm）记分。排列不规则可以有前牙拥挤或者不拥挤，如果 4 颗切牙正常排列的间隙足够且仍有牙扭转或错位，不按切牙拥挤记分，而按前牙排列最不规则记分。如果存在侧切牙远中面排列不规则也应记录。

（六）上前牙覆盖

指在正中殆位测量切牙间的水平距离。测量时，CPI 探针与水平面平行。如为上前牙覆盖，应测量最突出的上切牙唇切缘至相应下切牙唇面之间的距离；如为下前牙覆盖，应测量最突出下切牙的唇切缘至相应上切牙唇面之间的距离。以最接近的毫米数作为最大前牙覆盖的记分。如果所有的上颌切牙缺失或反𬌗，则不作为上前牙覆盖记录。对刃𬌗记录为0。任何下前牙向前或向唇侧突出于上前牙（即反𬌗），记录为下前牙覆盖。应以最接近的毫米数记录最大的下前牙覆盖（即下颌前突或反𬌗）。下切牙扭转造成的一部分切缘在唇侧，而另一部分在舌侧的情况，不作为下前牙覆盖记录。

（七）前牙开𬌗

指相对应的任何前牙之间出现无垂直性覆盖，可用 CPI 探针，测量开𬌗的程度，以最接近的毫米数记录对应的上下切牙切缘之间最大的距离（mm）。

（八）磨牙前后错位关系

通常依据上下颌第一恒磨牙的关系进行测量。如果由于一颗或两颗第一恒磨牙缺失、未完全萌出或因为广泛龋坏或充填物不能依据磨牙前后关系测量，则可测量恒尖牙和前磨牙的关系。可根据咬合时左右两侧出现的偏差情况，仅以正常磨牙关系的最大偏差记分。记分标准如下：

0 = 正常；

1 = 半个牙尖，下颌第一恒磨牙与正常𬌗关系相比，向近中或远中错位半个牙尖；

2 = 一个牙尖，下颌第一恒磨牙与正常𬌗关系相比，向近中或远中错位一个牙尖。

二、错𬌗畸形的流行特征

WHO 在 1997 年才发布牙颌异常记分标准，在此之前各国都以错𬌗畸形的名称报告不同的调查情况，据报告患病率不等。

（一）地区分布

由于对牙颌异常的诊断标准不同，所以各国和各地区的调查结果难以比较。

（二）年龄分布

直到牙全部萌出时止，错𬌗畸形的患病率随年龄而升高。乳牙期除时有前牙反𬌗发生外，其他类型的错𬌗患病率较低。进入替牙期后，由于乳牙早失或滞留，出现恒牙早萌或替牙障碍，产生多种错𬌗，使患病率上升。总结起来，导致恒牙期错𬌗畸形患病率增高的主要原因有龋病、替牙障碍、生长发育异常、口腔不良习惯等。

（三）性别分布

错𬌗畸形男女均可患病，无显著的性别差异。

第五节　其他常见口腔疾病的流行概况

一、口腔癌

口腔癌是发生于舌、口底、腭、牙龈、颊和牙槽黏膜的一种癌症。在我国以舌癌、颊黏膜癌、牙龈癌、腭癌最为常见。尤其是舌癌，近年有直线上升的趋势，占口腔癌的41.8%；其次是颊癌，占口腔癌的30.2%。口腔癌的发生多因不良行为和不良习惯、环境因素与生物因素所致。

（一）指数

衡量口腔癌的患病情况多用患病率和发病率。一般用十万分之几来表示，如上海市1984～1986年肿瘤发病率的调查显示，舌癌发病率在男性为0.5～0.6/10万，女性为0.4～0.5/10万。

（二）流行特征

1. 地区分布　口腔癌在全世界都有发现，不同地区发病率不同。以东南亚、南五地区发病率最高，如孟加拉、缅甸、柬埔寨、印度、马来西亚、巴基斯坦、泰国、新加坡等，这与当地居民有咀嚼烟草和槟榔的习惯有关。

2. 时间分布　不同国家和地区的口腔癌发病情况随时间而变化。印度孟买1951～1961年口腔癌的死亡率呈上升趋势，斯里兰卡1941～1961年的口腔癌死亡率呈下降趋势，而美国1980年口腔癌新发生数比1971年上升了近2倍。

3. 年龄分布　口腔癌可发生于所有人群，成人好发。我国国内发病率高峰为40～60岁，而西方国家的发病高峰在60岁以上。近年来国内和国外的患病年龄均有偏老的趋势，这可能与人群的平均寿命延长有关。

4. 性别分布　男女均可发生口腔癌，但男性明显高于女性，比例接近2∶1。近年来这种比例在逐渐下降，女性发病率在上升，此现象可能与女性吸烟和饮酒习惯的上升有关，也可能与女性参与过去男性从事的职业有关。

5. 种族差异　口腔癌在不同的种族发病率不同。新加坡国内喜欢咀嚼烟草和槟榔的印度族人口腔癌的发病率高于华人和马来西亚人。

二、氟牙症

氟牙症是牙在发育期间，长期接受过量的氟，使成釉细胞受到损害，造成牙釉质的发育不全。氟牙症又称斑釉牙。三国时代嵇康在《养生论》中就有对氟牙症的描述，即"齿居晋而黄"。1901年美国的Eager在意大利的那不勒斯移民中发现的当时称为"局部性釉质缺损"病例，1916年美国学者McKay与Black将其定名为斑釉牙。1931年Churchill揭示了这种病与氟的关系。1934年Dean提出了估计斑釉牙严重程度的指数，并于 1942 年进行了修改，减少了分类数，发展成为社区氟牙症指数计分系统，从 0 到 4，至今仍为 WHO 所采用。

（一）氟牙症指数

氟牙症的评价采用 Dean 分类法，根据牙釉质颜色、光泽和缺损的面积来确定缺损的程度。从每个人的牙列中找到受损害最重的两颗牙记分，如两颗牙受损程度不同，则根据较轻的一颗牙记分（表 3 – 12）。

表 3 – 12　Dean 氟牙症分类系统标准

分类（加权）	标准
正常（0）	釉质表面光滑，有光泽，通常呈浅乳白色
可疑（0.5）	釉质半透明有轻度改变，可从少数白纹到偶见白色斑点。临床不能诊断为很轻度，而又不完全正常的情况
很轻度（1）	小的似纸一样白色的不透明区，不规则地分布在牙面上，但不超过牙面的 25%
轻度（2）	牙釉质白色不透明区更广泛，但不超过牙面的 50%
中度（3）	牙齿的釉质表面有明显的磨损，棕染，常很难看
重度（4）	釉质表面严重受累，发育不全明显，以至于可能影响牙齿的整体外观；有几颗牙缺损或磨损，棕染广泛；牙齿常有侵蚀现象

根据以上氟牙症的分类计分系统，可以换算出社区氟牙症指数（Fci），计算公式如下：

$$Fci = （n \times w）/N$$

N 为总人数，n 为每一种记分程度的人数，W 为每一程度的加权。

$$氟牙症指数\ Fci = \frac{（0.5 \times 可疑人数）+（1 \times 很轻人数）+\Lambda+（4 \times 重度人数）}{受检人数}$$

例如：为了解某地氟牙症流行情况，检查 110 名当地居民，结果见表 3 – 13。

表 3 – 13　某地 110 名居民患氟牙症情况检查结果

氟牙症加权计分	人数	加权总和	氟牙症加权计分	人数	加权总和
0	50	0.0	3	5	15.0
0.5	25	12.5	4	5	20.0
1	15	15.0			
2	10	20.0	合计	110	82.5

该地区氟牙症指数 $Fci = \dfrac{82.5}{110} = 0.75$。

氟牙症指数表示一个地区人群氟牙症流行状况的严重程度。根据社区氟牙症指数的范围，1946 年 Dean 把社区氟牙症指数计分作为有公共意义的指征（表 3 – 14）。

表 3 – 14   氟牙症指数与该地区氟牙症流行程度的关系

氟牙症指数	程度
0 ~ 0.4	正常范围（发生率 < 10%）
0.4 ~ 0.6	许可范围（10% < 很轻度 < 35%）
0.6 以上	氟牙症流行（35% < 很轻度 < 50%）

1995 年在我国进行的第二次全国口腔健康流行病学调查中，采用 Dean 指数对所调查的 11 省市人群的氟牙症做了详细的调查。这 11 省市的水氟浓度在 0.1 ~ 5mg/L 之间。通过调查，12 岁氟牙症指数为 0.17，患病率是 6.89%，15 岁氟牙症指数为 0.18，患病率是 7.27%，均属于正常范围。

（二）氟牙症的流行特征

1. 地区分布   氟牙症的流行具有明显的地区性，它的发生与当地水、土壤、空气中过高的氟含量有关。氟牙症是地方性氟中毒的早期标志，饮水含氟量超标是主要氟来源。一般认为，饮水含氟在 0.8 ~ 1.0mg/L 为正常范围，高于这一范围就会引起氟牙症的流行。在我国的一些地区饮水含氟超过了正常范围，达到 3mg/L，出现了氟牙症的大量流行。而有的地区用燃烧含氟较高的煤来烘烤食物，造成气源性氟污染，居民食用这些食物后，也会产生氟牙症，甚至氟骨症。如在三峡地区调查发现，当地居民的氟牙症患病率高达 90%，氟骨症为 40%。又如在湖北的沐抚地区调查发现，当地的饮水含氟量为 0.12mg/L，但氟牙症的患病率却很高。出现上述情况，是由于当地居民用石煤烘烤玉米，使玉米中含氟量达到 84.2mg/kg，居民食用这些玉米后引起氟牙症。

2. 城乡分布   氟牙症在城乡之间都可发生，只是有差别。全国第二次口腔健康调查结果显示，农村的氟牙症患病率高于城市，以 12 岁年龄组为例，城市为 5.21%，农村为 10.23%。产生如此的差异，主要是饮水的来源不同，城市主要是自来水，水的含氟量好控制。而农村是河水或井水，水的来源复杂，因而氟牙症的患病率上升。

3. 年龄分布   在 6 岁前很少发现氟牙症，因为胎盘对氟具有屏障作用。慢性氟中毒主要见于恒牙列中，6 岁以后恒牙列逐渐萌出，氟牙症的患病率也在增加，到 12 岁左右恒牙基本出齐，造成不可逆转的危害，此后氟牙症的患病率维持在一定水平。中年后，牙齿因其他疾病导致脱落，氟牙症的患病率开始下降。

4. 性别分布   氟牙症在性别之间未见有差别。

5. 牙位分布   Moller 等学者的调查报告提出，前磨牙是受氟牙症影响最重的牙。而 Murray 等人的调查显示，受高氟量影响，形成白垩釉质最大的面是颊面，上颌是下颌的 2 倍，其中上中切牙受影响最大。

三、唇腭裂

在胚胎发育过程中，由于某种原因而使胚胎突的正常发育及相互连接融合的过程受到影响，造成口腔颌面部发育畸形，产生唇腭裂。唇腭裂的致病因素有遗传因素（染色体异常和基因异常）和环境因素（物理因素、生物因素、母体代谢失调、感染、药物因素及化学物质等）。

（一）指标

唇腭裂包括唇裂、腭裂和唇裂合并腭裂三种类型。唇裂又分单侧唇裂和双侧唇裂。腭裂又分软腭裂、不完全性腭裂、单侧完全性腭裂和双侧完全性腭裂。他们的患病情况常用发生率或患病率来评价。如 1986 年四川省调查了 11 万多人，发现唇腭裂 216 人，唇腭裂发生率为 1.9‰。

（二）流行特征

1. 地区分布　唇腭裂可发生在不同的国家和地区。根据 1986 年中国出生缺陷检测协作组对我国 29 个省、市、自治区 120 万人口的调查报告显示：我国的唇腭裂发生率较高，为 1.8‰，其中唇裂合并腭裂者占 61.4%，单纯唇裂占 30.5%，腭裂占 8.2%。青海、甘肃、贵州等省发生率最高，其中青海省为 3.1‰，而湖南省发生率较低，为 1.3‰。

2. 城乡分布　在我国，唇腭裂的发生在城乡之间有显著差别，城市唇腭裂的发生率为 1.7‰，而农村的发生率为 2.1‰。这种情况可能与农村近亲婚配，妇女文化教育程度低，缺乏孕期健康意识有关。据北京医科大学出生缺陷中心统计分析 15 万出生检测资料显示：唇腭裂缺陷率近亲婚配与非近亲婚配分别为 6.7‰与 1.7‰，相对危险度为 3.9，即发生唇腭裂的概率高达 4 倍；不正当的人工流产和不科学的堕胎也可影响胎儿的发育；另外，营养缺乏也是唇腭裂发生率高的原因之一。

3. 性别分布　在唇腭裂中，男性婴儿发生率比女性婴儿高。据 1986 年我国对 120 多万围产儿的调查，男婴唇腭裂发生率为 2.0‰，女婴发生率为 1.6‰。

4. 种族分布　据美国疾病控制中心的检测资料显示，白人的唇腭裂缺陷率显著高于黑人。我国不同民族之间是否有差异尚未见正式报告。

四、口腔黏膜疾病

口腔黏膜病指发生在口腔黏膜和口腔软组织的多种感染和非感染性疾病。其可分为两大类：一类是原发于口腔黏膜的疾病；一类是全身性疾病在口腔的表征，主要表现为口腔黏膜损害。常见的疾病有溃疡、扁平苔藓、白斑、盘状红斑狼疮、口腔炎、舌炎等。口腔黏膜病多发于颊、舌、唇、软腭等黏膜，也可与皮肤同时发病。口腔黏膜病的发病原因复杂，有许多疾病的原因至今未明，有些疾病是由感染引起，有些是变态反应性疾病，也有些与内分泌紊乱有关。口腔黏膜病近年来有上升的趋势。下面仅介绍白斑和扁平苔藓的流行病情况。

（一）白斑

白斑是指发生在口腔黏膜上的白色损害，不能擦去，在临床和组织学上不能诊断为其他疾病。在流行病学调查时，评价白斑的指标主要用患病率。例如，1978 年许国祺等对上海地区不同职业人员进行口腔黏膜健康状况调查，受检人数共 18 769 人，查出患白斑的病人 1 502 人，患病率 8%。我国白斑的患病率为 10.47%，这是 1980 年全国口腔黏膜白斑和扁平苔藓协作组对全国 134 个点、134 492 名人员的调查结果。

从白斑的流行病学分布来看，白斑好发的年龄为 40 岁以上的中年人，并随年龄增加而增高。Pindborg 在 1970 年对 10 169 名印度人的调查显示，白斑患病高峰为 45 岁以上；我国口腔黏膜白斑和扁平苔藓协作组在 1980 年调查结果则显示，白斑好发年龄为 50～59 岁。白斑患者以男性居多，1978 年李辉䔥等在武汉调查了 15 280 人，男女比例是 27∶1。大量流行病学调查表明，白斑发生的部位多见于颊黏膜、上下唇等处。白斑是一种癌前病变，吸烟是引起白斑的主要危险因素，白斑有导致口腔癌的可能，据调查其癌变率为 3%～6%，停止吸烟后白斑可以消除。

（二）口腔扁平苔藓

扁平苔藓是一种发生于皮肤和黏膜上，伴有慢性浅在性炎症的角化性病变。口腔的主要表现为黏膜上的白色线状、网状或环状条纹。在流行病学调查时，扁平苔藓的评价指数主要为患病率。例如，1972 年 Pindborg 在印度调查了 7 639 名村民，口腔扁平苔藓患病率为 1.5%。1980 年我国口腔黏膜白斑和扁平苔藓协作组对 134 492 人进行调查，我国口腔黏膜扁平苔藓患病率为 0.51%。

口腔扁平苔藓的流行病学分布显示，关于口腔扁平苔藓好发年龄的报道相差很大：1974 年 Silverman 报道发生年龄最小 22 岁，最大 80 岁；1972 年 Pindborg 的调查显示，发病年龄最小是 15 岁，最大的超过 65 岁；1980 年李辉䔥报道最小年龄为 12 岁，最大年龄为 68 岁。但口腔扁平苔藓发病最多的年龄是中年人。口腔扁平苔藓女性比男性略为多发。1982 年 Hersle 的调查显示，男女比例是 1∶1.5；1983 年 Landstrom 报道，男女比例是 1∶2.3。口腔扁平苔藓发病原因尚不清楚，严重时亦有癌变的可能。

第六节　口腔健康调查

口腔健康调查是口腔流行病学中最常用的一种方法，是在一个特定的时间内收集一个人群在某时点或时期患口腔疾病的频率、流行强度、分布及流行规律的资料。它是一种横断面调查。

口腔健康调查可以通过调查收集的资料，了解某人群的口腔健康状况，掌握口腔疾病的流行特征，提示影响口腔疾病发生的因素及流行趋势，为进一步开展口腔健康流行病学研究和制订口腔保健工作规划提供科学的依据。

一、调查目的

口腔健康状况调查有很强的目的性，必须根据不同的目的确定不同的调查方法和选择不同的人群作为调查对象。

口腔健康状况调查的目的有：①查明口腔疾病在特定时间内的发生频率、分布特征及其流行规律；②了解和分析影响口腔健康的有关因素；③为探索病因，建立和验证病因假设提供依据；④选择预防保健措施和评价其效果；⑤估价治疗与人力需要。

二、调查项目

调查项目即调查涉及口腔健康状况的主要内容，它是根据调查目的确定的。

选择调查项目应选择那些与调查目的有关的项目，在保证不遗漏任何有关项目的前提下，应把时间和精力集中于必要的调查。根据设计的不同调查内容可将调查项目具体分为一般项目、健康状况项目和问卷调查项目。

（一）一般项目

包括受检者的姓名、性别、年龄、职业、民族、籍贯、文化程度、经济状况、宗教信仰、出生地区、居住年限等信息。这些项目可以反映疾病分布的差异，调查以后将这些项目与健康状况项目结合分析，可能会发现某种口腔疾病的流行特征。一般项目常常列入口腔流行病学调查表的第一部分，可通过询问或从户口本上获得。

（二）口腔健康状况项目

包括各种口腔常见疾病，这是口腔健康状况调查的主要内容，具体内容根据调查目的而定。最常用的调查项目有龋病、牙周病、牙列状况等，其他如氟牙症、釉质发育不全、口腔黏膜状况、颞下颌关节状况等。

（三）问卷调查项目

主要包括口腔卫生知识、态度与信念、行为与实践等方面的具体内容，如个人口腔卫生、刷牙与牙刷、牙膏选择、龋病与牙周病、预防意识与就医行为等。问卷有开放式问卷和封闭式问卷，其题型有选择题、填空题、排列题、配对题、是非题及量表题，可根据调查目的确定题型。

口腔健康状况调查目的和项目确定后，根据不同目的确定的调查项目，设计不同的调查表。

例：WHO 设计的标准口腔健康调查表中列出的调查项目有一般项目、临床评价、口腔黏膜、釉质发育不全、氟牙症、社区牙周指数、附着丧失、牙列状况及治疗需要、戴义齿情况、需义齿情况、牙颌异常、口腔保健需要等项目（表 3 - 15）。

此表内设计的小方格是为计算机统计用的。每个方格只许填一位数字。

（1）～（4）供 WHO 使用；（5）～（10）为调查日期（年、月、日），如 1998 年则在"（5）"格内填 9，"（6）"格内填 8；（11）～（14）为受检者识别编号，如准备调查 1000 人，则第 1 人应在 4 个格内填 0001；方格（16）表示受检者为首次被检查，或为做标准一致性试验而做的第 2 次检查。

表 3 –15　WHO 口腔健康评分表（1997）

国家 _____

(1) □□□ (4)

一般情况

检查者 (15) □	初查/复查 (16) □
登录号 (11) □□□□ (14)	

姓名

出生日期　　年　　月

日 (9) □□ (10)　　月 (8)　　年 (5) □□□□

年　龄　　年　　月　(17) □□□□ (20)

性　别（男 =1，女 =2）(21) □□ (22)　□ (23)

民　族 (24)

职　业 (26) □□ (27)　(25) □

地理位置 (28) □

住区类型
1 = 市区
2 = 郊区
3 = 农村

其他材料（具体说明并提供国号）_____ □ (29) _____ □ (30)

检查禁忌 □ (31)
原因 _____
0 = 无
1 = 有

临床评分

口外检查
0 = 外观正常
1 = 溃疡、疱、糜烂、裂纹（头、颈、颊、手臂）
2 = 溃疡、疱、糜烂、裂纹（鼻、颊、颏）
3 = 溃疡、疱、糜烂、裂纹（唇周）
4 = 溃疡、疱、糜烂、裂纹（唇红缘）
5 = 走马疳
6 = 上下唇异常
7 = 淋巴结肿大
8 = 其他面颌部肿胀
9 = 不记录
□ (32)

颞颌关节评价

主观症状
0 = 无
1 = 有症状
9 = 不记录
□ (33)

客观症状
0 = 无
1 = 有症状
9 = 不记录

关节弹响 □ (34)
触诊压痛 □ (35)
下颌运动 □ (36)
受限（开口 < 30mm）

续表

口腔黏膜

情况
0 = 正常
1 = 恶性肿瘤（口腔癌）
2 = 白斑
3 = 扁平苔藓
4 = 溃疡（阿弗他、疱疹、创伤）
5 = 急性坏死性龈炎
6 = 念珠菌病
7 = 脓肿
8 = 其他疾病，如可能，具体说明_____
9 = 不记录

(37) □ □ (40)
(38) □ □ (41)
(39) □ □ (42)

损害部位
0 = 红唇缘
1 = 唇周围组织
2 = 唇
3 = 沟
4 = 颊黏膜
5 = 口底
6 = 舌
7 = 软硬腭
8 = 牙槽嵴/牙龈
9 = 不记录

牙釉质不透明/釉质发育不全

恒牙
0 = 正常
1 = 有明确界限性不透明
2 = 弥漫性不透明
3 = 牙釉质发育不全
4 = 其他缺损
5 = 边界明确而弥漫性不透明
6 = 边界明确及牙釉质发育不全
7 = 散在不透明及牙釉质发育不全
8 = 以上三种情况都存在
9 = 不记录

```
            1 1 1 1 2 2 2 2
            4 3 2 1 1 2 3 4
(54) □□□□□□□□ (56)
(57) □    □ (59)
     4    3
     6    6
```

氟牙症
0 = 正常
1 = 可疑
2 = 极轻
3 = 轻度
4 = 中度
5 = 重度
8 = 除外
9 = 不记录

□ (53)

社区牙周指数（CPI）

0 = 健康
1 = 牙龈出血
2 = 牙石
3* = 牙周袋为4～5mm 可见探针黑带
4* = 牙周袋≥6mm 不能看见探针黑带
X = 排除区段
9 = 不记录
*15岁以下不做记录

	17/16	11	26/27
		(54)	(56)
		(57)	(59)
	47/46	31	36/37

附着丧失*

0 = 0～3mm
1 = 4～5mm（CEJ在黑带内）
2 = 6～8mm（CEJ在黑带上限与8.5mm之间）
3 = 9～11mm（CEJ位于8.5～11.5mm刻度之间）
4 = 附着丧失≥12mm（CEJ在11.5mm的刻度以上）
X = 排除区段
9 = 不记录
*15岁以下不做记录

	17/16	11	26/27
		(60)	(62)
		(63)	(65)
	47/46	31	36/37

牙列状况及治疗需要

乳牙 冠	恒牙 冠	根	状况
A	0	0	无龋
B	1	1	有龋
C	2	2	已充填牙，有龋
D	3	3	已充填牙，无龋
E	4	-	因龋丧失
-	5	-	因其他原因丧失
F	6	-	封闭、涂料
G	7	-	桥基牙或冠、贴面/种植
-	8	8	未萌牙（冠）或未暴露的根
T	T		创伤（折断）
-	9	9	不记录

治疗
0 - 无需治疗
P - 预防、洽龋保健
F - 需窝沟封闭
1 - 有1个牙面需充填
2 - 有2个或多个牙面需充填
3 - 需做冠修复
4 - 贴面或贴片
5 - 牙髓治疗及充填修复
6 - 需拔牙
7 - 需其他治疗，具体说明
8 - 需其他治疗，具体说明
9 - 不记录

登记号 □□

	18 17 16 15 14 13 12 11	21 22 23 24 25 26 27 28	
	55 54 53 52 51	61 62 63 64 65	
冠	(66)		(81)
根	(82)		(97)
治疗	(98)		(113)

	48 47 46 45 44 43 42 41	31 32 33 34 35 36 37 38	
	85 84 83 82 81	71 72 73 74 75	
冠	(114)		(129)
根	(130)		(145)
治疗	(146)		(161)

续表

修复状况（166）
0＝无修复体
1＝桥体
2＝一个以上桥体
3＝局部义齿
4＝桥体与局部义齿
5＝全口活动总义齿
9＝不记录

上颌　下颌
（164）（165）

修复需要
0＝无需修复
1＝需要一个单位修复体
2＝需要多个单位修复体
3＝需要一个或多个单位联合修复体
4＝需要总义齿总修复（取代全口）
9＝不记录

上颌　下颌
（164）（165）

牙颌畸形
牙列（166）□□（167）
间数 □（168）

切牙、尖牙和双尖牙丧失——上颌及下颌——填入牙数量
□（169）

切牙段拥挤
0＝不拥挤
1＝1段拥挤
2＝2段拥挤
□（173）

切牙段有间隙
0＝无间隙
1＝1个段有间隙
2＝2个段有间隙
□（174）

正中有间隙（mm）
□（170）

最大上颌前牙排列不齐（mm）
□（171）

最大下颌前牙排列不齐（mm）
□（172）

𬌗
上前牙覆盖（mm）□（173）
下前牙覆盖（mm）□（174）
垂直前牙开𬌗（mm）□（175）
前后磨牙关系（mm）□（176）
0＝正常
1＝半个牙尖
2＝整个牙尖

需立即治疗与转诊
威胁生命状况 □（177）
疼痛或感染 □（178）
其他状况具体说明＿＿＿＿ □（179）
0＝无
1＝存在
9＝不记录

转诊
□（180）
0＝无
1＝有
9＝不记录

注释

表格中氟牙症项目根据 Dean 指数记录，根据牙列中氟牙症患病最严重的两颗牙记分，如两颗牙患病程度不同，则记录患病较轻的一颗牙的记分。

表格中牙周状况用群体牙周指数（CPI）记录于"（54）～（59）"方格内，每个方格记录指数牙中患病较严重的一颗牙的记分。

在牙列状况和治疗需要项目中，方格"（66）"至"（81）"和"（114）"至"（129）"应根据 WHO 标准，填入上下颌牙冠情况，方格"（82）"至"（97）"和"（130）"至"（145）"应填入牙根情况，方格"（98）"至"（113）"和"（146）"至"（161）"则填入各牙的治疗需要，具体填写符号与相应标准见调查表内各项说明。

表格内牙列状况及治疗需要中牙位的标记，是按照国际牙科联盟所用的 2 位数字标记法。口腔分为 4 个象限，其次序按顺时针方向：右上 - 左上 - 左下 - 右下。每颗牙用两位阿拉伯数字表示，第一位数字表示所在象限，第二位数字表示牙位，读法应注意，如右上中切牙应读为"1""1"［yi］［yi］，而不读为"11"［shi - yi］。乳恒牙的 2 位数标记法见图 3 - 10。

	1 (5)	上颌	2 (6)	
	55 54 53 52 51		61 62 63 64 65	
18 17 16 15 14 13 12 11			21 22 23 24 25 26 27 28	
48 47 46 45 44 43 42 41			31 32 33 34 35 36 37 38	
	85 84 83 82 81		71 72 73 74 75	
	4 (8)	下颌	3 (7)	

图 3 - 10　乳恒牙的 2 位数标记法

三、指数和标准

根据调查目的确定使用的指数和调查标准。常用的龋病指数有 DMFT（dmft）、DMFS（dmfs）等，牙周健康状况用 CPI 指数，氟牙症用 Dean 指数。

调查标准的确定对口腔流行病学调查非常重要，标准不一致可导致所收集的资料缺乏可比性，因此在调查设计中首先要根据目的确定调查标准。

冠龋的诊断标准是：牙的窝沟或光滑面有底部发软的病损，釉质有潜在损害或沟壁软化者即诊断为龋。对于釉质上的白斑、着色的不平坦区、探针可插入的着色窝沟但底部不发软，以及氟牙症所造成的釉质上硬的凹陷，均不诊断为龋。

根龋的诊断标准是：用 CPI 探针在牙根面探及软的或皮革样的损害即为根龋。

对于牙周病流行病学诊断标准，WHO 推荐使用 CPI 指数，判断牙龈出血、牙石积聚和牙周袋深度。

氟牙症损害常表现为牙列中对称出现病损、分布于牙面的水平纹理斑块。WHO 推荐的诊断标准是 Dean 指数，以釉质表面光泽度、颜色改变程度、缺损程度和侵犯面积作依据。

四、调查方法

（一）普查

普查又称全面调查，是指在特定时间范围（一般为1~2天或1~2周）内，对特定人群中的每一个成员进行的调查或检查。

（二）抽样调查

为查明某病或某些疾病在某个地区的现患情况或流行强度，多用抽样调查的方法。所谓抽样即从目标地区的总体人群中，随机抽取部分人作为调查对象。被抽到的人群称为样本人群。抽样调查是用样本人群调查的结果，推断总体人群的现患情况。用于调查某病或某些疾病在某个国家或某个地区的患病情况或流行程度。前提条件是样本要足够大，调查的数据要真实可靠。这种调查方法的优点是：省时、省力和省经费，且所得资料同样具有代表性。具体抽样的方法有：

1. 单纯随机抽样　单纯随机抽样是按一定方式以同等的概率抽取样本。它可以使用抽签的方式，也可以使用随机数字表来抽取样本。此种抽样是一种最基本的抽样方法。

2. 系统抽样　系统抽样又称机械抽样或间隔抽样，是将抽样对象按次序编号，先随机抽取第一个调查对象，然后再按一定间隔随机抽样。

3. 分层抽样　分层抽样适用于总体分布不甚均匀的资料，是先将总体按某种特征分成若干个"层"，即组别或类型等，然后在每个层中用随机方式抽取调查对象，再将每个层所有抽取的调查对象合成一个样本。常用的分层类别有年龄、性别、居住地、文化程度、经济条件等。

4. 整群抽样　整群抽样就是以整群为单位抽样，从总体中随机抽取若干群为调查单位，然后对每个群内所有对象进行检查。它适用于群间差异较小的调查单位。

5. 多级抽样　多级抽样也称为多阶段抽样。在进行大规模调查时，常把抽样过程分为几个阶段，每个阶段可采用单纯随机抽样，也可将以上各种方法结合起来使用。我国第二次口腔健康流行病学抽样调查就采用这种方法，称为分层、不等比、整群抽样和随机抽样的方法。

口腔流行病学调查方法很多，对上述口腔流行病学调查方法，在使用时应根据不同情况加以选择，除了以上这些调查方法外，WHO还推荐了试点调查和捷径调查两种调查方法。

五、样本含量确定方法

调查效果受样本含量大小的直接影响，含量小则抽样误差大，不易获得能说明问题的结果；含量太大则造成浪费。样本含量的确定根据采用的流行病学方法不同而不同。依据调查对象的变异情况、患病率大小、要求的精确度和把握度大小而定。一般来说，调查对象变异大、患病率低，对调查要求的精确度和把握度大，所需的样本含量就大，反之则小。现况调查样本含量估计常用以下公式：

$$N = K \times Q/P$$

其中 N 为样本含量；P 为某病预期现患率；$Q = 1 - P$；K 为系数。当允许误差为 10%（0.1P）时，$K = 400$；当允许误差为 15%（0.15P）时，$K = 178$；当允许误差为 20%（0.2P）时，$K = 100$。

例：为了解某地区 15 岁年龄组患龋情况，欲开展一次口腔健康调查，从既往资料中，已知该地区 15 岁学生恒牙患龋率为 53.4%，要求抽样误差为 10%，需要调查的人数为：

公式：$N = K \times Q/P$　　　$P = 53.4\% = 0.534$　　　$Q = 1 - P = 0.466$　　　$K = 400$

代入公式：$N = 400 \times 0.466/0.534 = 349$　　　需要调查 349 名学生。

六、误差及防止方法

现况调查中易发生的误差有两种：随机误差和系统误差（或称偏倚、偏性）。随机误差是在抽样调查过程中产生的变异，由于机遇不同所造成，不能完全避免，但可测量其大小，并能通过抽样设计和适当扩大样本来减少。偏倚则是一种错误，由于某些原因造成检查结果与实际情况不符，属于系统误差，应该设法防止。常见的偏倚种类和控制方法介绍如下：

（一）选择性偏倚

如果在调查过程中样本人群的选择不是按照随机抽样设计的方案进行，而是随意选择，由于调查对象的代表性很差，破坏了同质性，使调查结果与总体人群患病情况之间产生的误差，称为选择性偏倚。防止产生这种偏倚的方法是严格按照随机抽样的设计方案抽样。

（二）无应答偏倚

无应答偏倚就是漏查。在随机抽样时，属于样本人群中的受检者，由于主观或客观原因未能接受检查而漏查即为无应答偏倚。如未接受检查的人数达到抽样人数的 30%，应答率仅有 70%，结果就难以用来估计总体的现患率。防止的方法是在调查前做好组织宣传工作，努力改善调查方式，使受检者积极配合。

（三）信息偏倚

在获得信息的过程中出现各种误差，结果产生了偏倚，称信息偏倚。主要来自三个方面：

1. 因检查器械等造成的测量偏倚　如在龋病、牙周病流行病学调查中，由于检查器械不规范，现场工作条件差，如光线不足等，都可造成信息偏倚。防止的办法是按规定使用标准检查器械，并保持稳定的环境条件。如牙周病调查时要用 CPI 探针。

2. 因调查对象引起的偏倚 在询问疾病的既往史和危险因素时，常常因时间久远，调查对象难以准确回忆而回答不准确，称回忆偏倚。有时调查对象对询问的问题不愿真实回答，使结果产生误差，称报告偏倚。如在调查口腔卫生习惯时，一些没有刷牙习惯的人可能不愿实说，而使记录不属实。防止的办法是调查中尽量设计可能的回忆目标，对一些敏感的问题采用间接询问法、对象转移法等技术以保证信息的可靠。

3. 因检查者引起的偏倚 由于检查者的某种原因造成检查结果有误差，为检查者偏倚。检查者偏倚有两种：

(1) 检查者之间偏倚 调查队伍中的数名检查者对同一名受检者做口腔检查时，往往标准掌握不一致，这样可导致结果产生误差，为检查者之间偏倚。

(2) 检查者本身偏倚 指一名检查者给一名病人（或健康者）做口腔检查时，前后检查结果不一致。

防止检查者偏倚的办法是：①疾病的诊断标准要准确；②调查前要认真培训，以统一诊断标准；③调查前做标准一致性试验。

标准一致性试验也就是可靠度的检验，包括检查者本身可靠度检验和检查者之间可靠度检验。有多种方法可以用来评估检查者之间与检查者本身的一致性，最简单的方法是记分之间一致的百分比，即 2 名检查者给受试者相同记分的百分比。更可靠的评估检查者之间一致性的方法是 Kappa 统计法。

具体做法是：选 15~20 名受检者，由检查者及 1 名参考检查者对受检者各做 1 次口腔检查，检查者于当日下午、第 2 日下午及第 3 日上午再做 1 次检查，然后每个检查者的检查结果按相同牙位与参考检查者比较，观察检查者之间技术误差大小，比较检查者 3 次检查结果，观察本身诊断误差大小。Kappa 值的大小与可靠度的关系见表 3-16。

表 3-16 Kappa 值的大小与可靠度的关系

Kappa 值	可靠度
0.40 以下	可靠度不合格
0.41~0.60	可靠度中等
0.61~0.80	可靠度优
0.81~1.0	完全可靠

例：选 15 名受检者，年龄在 10~15 岁之间，由 4 名检查者与 1 名参考检查者对 15 人各作 1 次口腔检查。以 1 名检查者（检查者 A）对 4 颗第一恒磨牙检查结果为例，说明其可靠度（表 3-17）。

表 3-17 15 名受检者的 4 颗第一恒磨牙龋病检查结果

		参考检查者		
		龋	非龋	合计
检	龋	21 (a)	10 (b)	31 (p_1)
查				
者	非龋	5 (c)	19 (d)	24 (q_1)
A	合计	26 (p_2)	29 (q_2)	55 (N)

$$公式 \quad K \ (Kappa) = \frac{2 \ (ad - bc)}{p_1 q_2 + p_2 q_1}$$

其中：$p_1 = a + b$ $q_1 = c + d$ $p_2 = a + c$ $q_2 = b + d$ $N = a + b + c + d$

a：两名检查者同意为龋的人数；

b：参考检查者认为正常而检查 A 认为龋的人数；

c：参考检查者认为龋而检查者 A 认为正常的人数；

d：两名检查者都认为是正常的人数。

代入公式 $K = \dfrac{2 \ (21 \times 19 - 10 \times 5)}{31 \times 29 + 26 \times 24} = 0.4583$

结论：检查者 A 第一恒磨牙龋病检查可靠度为中等。

在调查工作进行过程中，负责调查质量的参考检查者，应定期抽查每个检查者所查过的病人，以保证检查者始终如一地按照标准进行调查。

七、调查步骤

（一）筹备阶段

1. 确定计划 调查前要确定调查工作的实施计划，包括组织检查前的试查，统一标准和方法，提出注意事项，联系单位，印刷表格，准备器材，布置现场等。

2. 批准和安排进度 在调查工作开始之前，须向主管部门说明调查的目的和意义，以取得批准和支持。如在某学校学生中调查，须取得该学校校长及学生家长的同意。

3. 检查器械 每次调查必须根据调查的人数做好充分的器械准备，且各种检查器械要统一和标准化。

4. 培训调查人员 调查之前必须对所有参加调查的人员进行培训，以求统一认识，统一标准，统一方法。必须通过标准一致性检验，即检查者的 Kappa 值一定要在 0.4 以上。

（二）实施阶段

1. 调查现场的选择和布置 现场的选择和布置对于提高工作效率，使调查工作能有条不紊地进行很重要。如现场环境要安静，光线要充足，检查与记录人员对面就座，以便记录者能听清楚检查者的指令。检查者附近设置洗手用具，每检查一人后均应认真洗手。

2. 坚持随时复查 调查人员在调查过程中可能会因为种种原因出现漏诊、误诊，发生错误以及不能自始至终坚持按先前统一一致的标准工作。因此，每天需要在调查中进行复查。如果发现任何人的技术误差过大（即 Kappa 值在 0.4 以下），则该检查者应立即停止调查，重新复习标准，直到合格后再进行工作。

（三）审核阶段

调查结束时，须将所得资料及早进行彻底核对和严格复查，剔除一些不完整、不可靠的资料。审核资料应与调查工作同时进行，边调查边审核；或在调查后立即进行，以便及时纠正。审核的主要标准是：

1. 一致性 调查表中前后相关的事项必须一致。

2. 统一性 填写的标准和符号必须统一。

3. 完整性 表格所列项目应该逐项填写完全，尤其对于易忽略的项目注意不能遗漏。

4. 准确性 根据常识判断，如发现有与一般现象相差太远的资料，应通过复查和严格的审定，确定其是否准确。

八、资料的整理与统计分析

口腔流行病学的现场调查工作结束时，会得到大量的数据资料，对这些资料中的数据首先要进行整理，然后进行统计学分析。

（一）数据整理

数据资料整理工作一般分三步：

1. 核对 资料收集以后，对调查表中的每一个项目都要仔细检查，一般项目中的性别、年龄、职业等是否相符，口腔健康状况项目中是否有缺漏，有无不符合逻辑的错误。如发现错误必须纠正，以保证资料的完整性和准确性。

2. 分组 分组就是把调查资料按照一定的特性或程度进行归类，这是口腔流行病学调查中进行统计分析的关键一步。在"同质"条件下进行恰当的分组可以正确反映疾病的流行特征，提示各种影响流行的因素，并能建立病因假设；而不恰当的分组可能会掩盖许多有用的信息。工作中常按不同地区及不同人群分组，如性别、年龄、城乡、种族等组别；也可按照某种疾病的患病严重程度进行分组，常见的如按患龋牙数或牙周袋深浅分组。

分组是否合理将直接影响统计分析的正确性，因此在分组时要注意：

（1）正确选择和确定分组标志 如在研究龋病时，常用的分组标志有年龄、性别、地区等；在评价预防工作效果时还有质量标志和数量标志，在实际工作中常把质量分组和数量分组结合使用。

（2）确定适当组距 组距的大小取决于资料的性质和数量，当数量大而疾病变化较为平稳时，组距可分大些。

3. 计算 资料分组后清点每组中的频数。人工整理时，可用计数法，将每一组中的频数相加。在进行大规模的口腔流行病学调查时，变量多达几千万或更多，可以使用计算机整理。计算机整理可以借助各种数据库软件，如 Foxbase、FoxPro、Dbase 等。

（二）统计指标

在口腔流行病学资料统计分析时，首先要确定所用的一些特定的统计指标。

1. 平均数 分析计量资料最常用的是平均数，它是反映一组性质相同的观察值的平均水平或集中趋势的统计指标。平均数包括算术均数、几何均数、中位数等，其中算术均数较为常用。

算术均数有三种算法：直接法、加权法和简捷法。

当观察值的个数不多时，可用直接法计算，公式为：

$$\bar{X} = \frac{\sum x}{n}（其中 x 为观察值）$$

当观察值较多时，可用加权法计算，公式为：

$$\bar{X} = \frac{\sum fx}{\sum f}（其中 x 为组中值）$$

公式中 $\bar{X}$ 代表平均数，$\sum$ 为求和的符号，x 代表变量（观察值），f 代表频数。$\sum x$ 为观察值数值和，$\sum fx$ 代表各变量乘频数后相加的总和，n 代表受检人数。

加权的涵义是指各个不同的观察值在计算均数时，所起的作用不同。频数多，权数大，作用也大；频数少，权数小，作用也小。

2. 标准差　标准差是用来说明一组观察值之间的变异程度，即离散度。如检查两组8岁儿童患龋病情况，一组为3、6、5、4、2、4、3、1，另一组为2、9、3、1、8、7、0、2。前组分布比较集中，即个人患龋的牙数变异较小；而后者比较分散，变异较大。因此前者的标准差较小，后者的标准差较大。

标准差的计算方法可直接用计算器或计算机计算。公式为：

$$S（标准差）= \sqrt{\frac{\sum fx^2 - \frac{(\sum fx)^2}{\sum f}}{\sum f - 1}}$$

公式中的 $\sum$ 为求和的符号，f 代表频数，$\sum fx$ 代表各变量乘频数后相加的总和。

3. 标准误　标准误是用来表示抽样误差大小的。在抽样调查中，造成样本均数（或率）与总体均数（或率）之间出现差别的重要原因之一是存在抽样误差。数量统计证明，标准误的大小与总体标准差成正比，与样本含量（n）的平方根成反比。由于总体标准差不易获得，故以样本标准差作为总体标准差的估计值。

均数标准误的计算公式为：

$$S_{\bar{x}}（均数标准误）= \frac{S}{\sqrt{n}}$$

如标准差为1.35，样本含量为120，则标准误的计算如下：

$$S = 1.35 \qquad n = 120$$

$$S_{\bar{x}} = \frac{1.35}{\sqrt{120}} = 0.12$$

率的标准误计算公式为：

$$S_p（率的标准误）= \sqrt{\frac{P(1-P)}{n}}$$

公式中，P 为样本率，n 为样本量。

如调查220名16岁学生患龋情况，患龋率为52%，标准误的计算如下：

$$S_p = \sqrt{\frac{52\%\ (1-52\%)}{220}} = 3.37\%$$

4. 可信区间　在抽样研究中，虽有抽样误差存在，但只要是随机样本，其样本均数（或率）围绕总体均数（或率）呈正态分布或近似正态分布，故可以样本均数（或率）与标准误对总体均数（或率）作出区间估计。统计学上惯用95%可信区间及99%可信区间。95%或99%可信区间即此区间包含总体均数（或率）的可能性为95%或99%。

样本观察例数在100例以上时，总体均数的95%可信区间为$\overline{X} \pm 1.96 S_{\overline{X}}$，总体均数的99%可信区间为$\overline{X} \pm 2.58 S_{\overline{X}}$。

如$\overline{X} = 2.1$，$S_{\overline{X}} = 0.18$，$n = 120$时，

95%可信区间的估计值为：$2.1 \pm 1.96 \times 0.18$ 即 $1.75 \sim 2.45$；

99%可信区间的估计值为：$2.1 \pm 2.58 \times 0.18$ 即 $1.64 \sim 2.56$。

当n足够大，且P与$1-P$均不接近0时，

总体率的95%可信区间为：$P \pm 1.96 \times S_p$

总体率的99%可信区间为：$P \pm 2.58 \times S_p$

5. 相对数　相对数是事物各有关联的数值相互之间的比例，常用于分析记数资料，常用的指标为率和构成比等。

（1）**率**　率是用来说明某种现象发生的频率或强度。在评价口腔疾病的患病状况时，常用率来表示人群中患病状况的高低，率常用100为基数。龋病的流行病学研究中，患龋率主要用于对比和描述龋病的分布，探讨龋病的病因和流行因素等。计算公式如下：

$$患龋率 = \frac{患龋病人数}{受检人数} \times 100\%$$

例：检查甲学校15岁学生100人，患龋人数60人。检查乙学校同年龄学生200人，患龋人数为80人，不能认为乙学校15岁学生的患龋情况比甲学校严重，因为两学校的受检人数不等，患龋率不同。两校学生的患龋率分别是：

甲校学生：$60/100 \times 100\% = 60\%$

乙校学生：$80/200 \times 100\% = 40\%$

结论应该是甲学校15岁学生的患龋率高于乙学校。

（2）**构成比**　构成比是用来说明事物内部各构成部分所占的比重。一组构成比之和应为100%。以龋病为例，龋、失、补的牙数各占龋总数的百分比，即龋、失、补的构成比。

$$构成比 = \frac{某一构成部分的个体数}{事物各构成部分个体数的总和} \times 100\%$$

例：检查某校11岁学生120人，他们患龋病情况：未治龋共100颗，龋失牙为8颗，因龋已充填牙为35颗，龋、失、补牙共计为143颗，其龋、失、补的构成比分别为：

龋 = 100/143 × 100% = 69.93%

失 = 8/143 × 100% = 5.59%

补 = 35/143 × 100% = 24.48%

（三）数据的统计分析

在抽样研究中，不可避免会产生抽样误差。当我们从同一总体中随机抽取若干例数相等的样本，计算他们的样本均数或样本率时，它们不可能都相等，也不可能都等于总体均数或率，这种误差为抽样误差。如调查某地区小学生患龋病情况，随机抽取 7～12 岁学生 1200 人（每年龄组抽 200 人），龋均为 2.0；如再从该地区随机抽取 7～12 岁小学生 1200 人，龋均就不一定仍为 2.0，也不一定恰好等于该地区 7～12 岁小学生的实际龋均。造成样本均数（或率）之间及样本均数与总体均数（或率）差别的原因，可能是由于抽样误差所致，也可能两均数确实存在质的差别。对两种可能性进行判断的方法，要用显著性检验。

所以，显著性检验的目的是以样本之间的差异，推断总体之间是否确有差异，是属于抽样误差导致的范围内的波动，还是有本质上的差异。若是由于抽样误差引起的可能性很小，就可以推断它们之间确有本质差别。通常按下列标准作出统计学上的判断：

$P > 0.05$ 差别无显著性

$0.05 \geqslant P > 0.01$ 差别有显著性

$P \leqslant 0.01$ 差别有高度显著性

以 P 表示概率大小，常用 5%（即 0.05）和 1%（即 0.01）作为判断显著性水平的标准。

统计资料一般分为计量资料与计数资料。计量资料是对每个观察单位用定量的方法（一般用度量衡等单位）测定某项指标的数值，如牙周病的牙数、牙列拥挤的区段数等。计数资料是先将观察单位按性质或类别进行分组，然后清点各组观察单位的个数，如对某校学生患龋情况进行检查，将检查结果按患龋和无龋分为 2 组，然后清点每组人数即知该校有多少学生患龋病，多少学生无龋病。

不同的统计资料有不同的统计分析方法。下面介绍几种数据统计分析的方法：

1. 计量资料的统计分析方法   两样本均数的比较：检验两个样本均数差异是否有显著性，若样本含量小，一般用 t 检验，样本含量大时一般用 u 检验。

例：抽样调查某市儿童患龋病情况，检查 5 岁男、女儿童各 400 人，结果男童龋均为 1.50，女童龋均为 2.10，男、女童龋均的标准差分别为 1.80 和 2.30，问男、女童患龋情况是否有差异。

（1）**建立检验假设**   男童与女童龋均来自同一总体，其差异是由抽样误差所致。

（2）**计算 u 值**

代入公式：$u = \dfrac{|\overline{X}_1 - \overline{X}_2|}{\sqrt{S_{\overline{X}_1}^2 + S_{\overline{X}_2}^2}}$

本例 $\overline{X}_1 = 1.50$ $\overline{X}_2 = 2.10$ $s_1 = 1.80$ $s_2 = 2.30$

$$S_{\bar{X}_1} = \frac{s_1}{\sqrt{n}} = \frac{1.8}{\sqrt{400}} = 0.09 \qquad S_{\bar{X}_2} = \frac{2.3}{\sqrt{400}} = 0.12$$

代入公式：$u = \frac{0.6}{\sqrt{0.09^2 + 0.12^2}} = \frac{0.6}{0.15} = 4$

（3）确定值 当 $u = 1.96$ 时，$P = 0.05$；$u = 2.58$ 时，$P = 0.01$。

u 值越大，P 值越小，本例 $u > 2.58$，故 $P < 0.01$。

（4）判断结果 本例男、女童龋均的差别为高度显著性（$P < 0.01$），故可以认为女童龋均明显高于男童。

2. 计数资料的统计分析方法

（1）**两个样本率差异的显著性检验** 检验两个样本率差异是否有显著性，一般用 u 检验，其步骤和方法如下：

例：调查某学校学生的口腔健康状况，选 12 岁男、女学生各 400 人，男生患龋人数为 190，患龋率为 47.5%；女生患龋人数为 220，患龋率为 55%。男、女生患龋差异的显著性检验如下：

1）检验假设：男、女龋均来自同一总体，差异是抽样误差所致。

2）计算 u 值：

代入公式：$u = \frac{|P_1 - P_2|}{\sqrt{s_{p_1}^2 + s_{p_2}^2}} = \frac{|P_1 - P_2|}{\sqrt{\frac{p_1 q_1}{n_1} + \frac{p_2 q_2}{n_2}}}$

本例 $P_1 = 47.5\%$ $q_1 = 42.5\%$ $P_2 = 55\%$ $q_2 = 45\%$ $n_1 = n_2 = 400$

$$u = \frac{|0.475 - 0.55|}{\sqrt{\frac{0.475 \times 0.425}{400} + \frac{0.55 \times 0.45}{400}}} = \frac{7.5}{3.4} = 2.21$$

3）确定 P 值：据双侧检验，$u = 1.96$ 时，$P = 0.05$；$u = 2.58$ 时，$P = 0.01$。

4）判断结果：本例 $u = 2.21$，$1.96 < u < 2.58$（u 值越大，P 值越小），故两样本率的差别有显著性（$0.01 < P < 0.05$），可认为女生患龋率比男生高。

（2）**卡方检验** 卡方检验是一种用途较广的显著性检验，两个或两个以上样本率和构成比之间差别的显著性检验常用这种方法。

以上例的结果为例：

1）检验假设：男、女龋均来自同一总体，差异是抽样误差所致。

对原始资料汇总情况见表 3 - 18：

表 3 - 18 资料汇总表

性别	患龋人数	未患龋人数	合计
男	190（a）	210（b）	400
女	220（c）	180（d）	400
合计	410	390	800

2）计算 X^2 值：

$$X^2 = \frac{(ad-bc)^2 \times n}{(a+b)(c+d)(b+d)(a+c)}$$

$$X^2 = \frac{(190 \times 180 - 210 \times 220)^2 \times 800}{(190+210) \times (220+180) \times (190+220) \times (210+180)} = 4.50$$

3）确定 P 值：

计算自由度（v）：$v =$（行数 -1）（列数 -1）

本例 $v =$（$2-1$）（$2-1$）$=1$

查 X^2 值表得：$X^2_{0.05(1)} = 3.84$　　　$X^2_{0.01(1)} = 6.63$

本例 $X^2 = 4.50$，$3.84 < X^2 < 6.63$，故 $0.01 < P < 0.05$。

4）判断结果：本例两样本率的差别有显著性，可认为女生患龋率比男生高。

（四）撰写调查报告

调查报告是整个调查工作的总结，它是将实践转化为理性认识的阶段，要求全面概括整个调查分析工作的过程。其作用是便于广泛交流和进一步指导再实践。调查报告的撰写应包括以下内容：

1. 调查目的　调查报告中首先必须明确调查目的，并简要说明其他项目如调查地区和对象，任务的来源，参加调查工作人员的组成，采取的方法和实际调查工作的期限等。

2. 调查方法　调查方法通常包括以下内容：

（1）明确调查对象　应说明调查的地区范围，调查对象的情况，调查的具体内容以及与此有关的背景材料。

（2）选择调查方法　必须说明选用何种调查方法，如是用调查表进行口头询问，还是临床检查。

（3）抽样方法　必须说明采用哪种抽样方法。样本含量、样本占总体比例和样本对所研究总体的代表程度、抽样时遇到的问题等都应写入报告中。

（4）统计分析　原始资料经统计整理和分析后，得出各种统计数据汇总表。应简要说明统计的方法，并指出参考资料，这有助于分析和判断结果是否正确及其价值。

（5）调查结果的可靠性　为对资料的可靠性作出恰当的评价，应说明参加调查的人数、调查者的业务水平、人员培训的情况、在调查前对检查者使用调查标准一致性的检查情况，明确误差大小的程度。

3. 调查结果　为便于读者更快、更清楚、更准确地理解，调查结果必须可靠而有意义，表达方式一般用文字描述，也可用图表、数据或照片记录。

4. 讨论　讨论是为了说明调查结果与调查目的在多大程度上是符合的。可将本调查结果与国内外的资料进行纵向横向的比较分析，应注意突出有特别意义的结果，以说明本次调查的意义。讨论的要求是要有充分的论据，观点和材料要具有一致性，逻辑性要强，切忌主观、片面和表面性。通过讨论，可对今后的防治和研究工作提出建议。

5. 摘要 摘要力求用简练的文字概括调查的主要内容,是对调查报告的高度概括,准确反映报告的精神实质。注意重点写出目的、时间、地点、人数、方法、结果和发现的问题。一般不超过 500 字。

小 结

本章主要介绍了口腔流行病学的定义、作用和基本方法。作为口腔预防医学的基础知识,学生在学习中应熟悉口腔流行病学的定义及用途,重点掌握龋病及牙周病流行病学指数、流行特征及其影响因素。掌握口腔健康调查的基本原则和方法,尤其是口腔健康调查设计中的各项要求和方法,同时了解数据整理和统计分析的方法。

目标检测

一、名词解释

1. 龋均
2. 患龋率
3. 根龋指数
4. 标准差

二、填空题

1. 描述性流行病学常用的研究方法有_____、_____、_____。
2. 调查报告的内容包括_____、_____、_____、_____、_____。
3. 防止检查者偏倚的方法有_____、_____、_____。
4. 口腔健康状况调查抽样调查方法有_____、_____、_____、_____、_____。

三、单项选择题

1. 口腔健康调查的样本含量小就会( )
   A. 抽样误差小 B. 调查成本大 C. 浪费人力物力
   D. 调查时间长 E. 抽样误差大
2. 口腔流行病学的主要作用中没有( )
   A. 描述人群口腔健康状况 B. 研究疾病预防措施
   C. 用于疾病监测 D. 用于制定口腔保健规划
   E. 研制计算机统计软件
3. 描述性流行病学最常用的方法是( )
   A. 横断面调查 B. 问卷调查 C. 病例对照研究

D. 数据分析　　　　　　　　E. 实验室分析

4. 口腔健康调查的几种方法中没有（　　　　）
　　A. 普查　　　　　　　　　B. 随机调查　　　　　　　C. 抽样调查
　　D. 试点调查　　　　　　　E. 捷径调查

5. 在口腔健康调查项目中一般项目包括（　　　　）
　　A. 龋病　　　　　　　　　B. 牙周疾病　　　　　　　C. 姓名年龄
　　D. 氟牙症　　　　　　　　E. 捷径调查

6. 口腔健康调查中常见的偏性不包括（　　　　）
　　A. 无应答偏性　　　　　　B. 检查者偏性　　　　　　C. 信息偏性
　　D. 选择性偏性　　　　　　E. 受检者偏性

7. 口腔健康抽样调查中不可避免的误差是（　　　　）
　　A. 检查器械不统一　　　　B. 检查标准不一致　　　　C. 抽样误差
　　D. 检查者误差　　　　　　E. 回忆偏性

8. 在口腔健康调查的资料整理中重要的一环是（　　　　）
　　A. 设计分组　　　　　　　B. 人员分组　　　　　　　C. 统计指标
　　D. 使用计算器　　　　　　E. 统计结果

9. 整理表是对调查的原始资料用表格的形式进行（　　　　）
　　A. 计算数据　　　　　　　B. 分析资料　　　　　　　C. 频数分布
　　D. 整理归纳　　　　　　　E. 结果分类

10. 调查表中两位数标记法描述左上第二乳磨牙应为（　　　　）
　　A. 55　　　　　　　　　　B. 65　　　　　　　　　　C. 75
　　D. 85　　　　　　　　　　E. 86

11. 在龋病的指数中，DMFT用来表示（　　　　）
　　A. 乳牙龋失补牙面数　　　B. 恒牙龋补牙数　　　　　C. 乳牙龋补牙面数
　　D. 乳牙龋失补牙数　　　　E. 恒牙龋失补牙数

12. 简化口腔卫生指数适用于开展初级口腔保健工作的（　　　　）
　　A. 临床阶段　　　　　　　B. 治疗阶段　　　　　　　C. 总结阶段
　　D. 前期阶段　　　　　　　E. 后期阶段

13. 临床应用简化口腔卫生指数需要检查（　　　　）
　　A. 全口牙　　　　　　　　B. 半口牙　　　　　　　　C. 前牙唇侧
　　D. 6 颗牙　　　　　　　　E. 后牙舌侧

14. 口腔健康调查多采用（　　　　）
　　A. 随机调查　　　　　　　B. 分层调查　　　　　　　C. 抽样调查
　　D. 随意调查　　　　　　　E. 盲目调查

15. 为了尽量缩小抽样误差，抽样调查在抽样时应遵循的原则是（　　　　）
　　A. 主观化　　　　　　　　B. 客观化　　　　　　　　C. 随机化
　　D. 机械化　　　　　　　　E. 系统化

16. 口腔健康调查中标准一致检验的衡量依据主要是 (　　　)
    A. 均数
    B. *Kappa* 值
    C. 标准差
    D. 显著性
    E. 差异性

17. 口腔健康调查的资料分析中统计资料一般分为 (　　　)
    A. 计量和记分资料
    B. 记分和计数资料
    C. 计量和计数资料
    D. 分度和记分资料
    E. 分度和计量资料

第四章 龋病的病因及预防

知识要点

1. 龋病的预防措施，叙述龋病的预防方法。
2. 龋病易感人群的概念。
3. 氟化物防龋的全身应用和氟化物的局部应用。
4. 窝沟封闭的适应证及操作步骤。
5. 预防性树脂充填与非创伤性充填的适应证。

第一节 龋病的致病因素

一、龋病概述

龋病是在以细菌为主的多重因素作用下，发生在牙体硬组织上的慢性进行性破坏的一种感染性疾病。

龋病的主要特征是牙体硬组织在色、形、质各方面的变化。临床上，根据龋坏的病变程度分浅龋、中龋、深龋。

（一）浅龋

龋坏发生于牙冠部时，其指釉质龋或早期釉质龋；若发生于牙颈部或牙根面，则指牙本质龋或牙骨质龋。釉质龋又可根据部位分为窝沟龋和平滑面龋。窝沟龋的早期表现为龋损部位透出墨浸状，探诊时有粗糙感或卡探针感。平滑面龋早期一般表现为白垩色斑或点，也可表现为黄褐色或褐色斑点。邻面浅龋不易发现，需借助牙线、探针或 X 线仔细检查。浅龋患者一般无任何自觉症状，遭受外界物理、化学刺激也无明显反应。

（二）中龋

当龋坏病损进展到牙本质浅层时称为中龋。临床上可见龋洞，检查时见洞中有食物残渣及软化的牙体硬组织，颜色呈黄褐或深褐色。患牙对冷、热、酸、甜刺激敏感，冷刺激尤甚，但刺激去除后不适状立即消失。

（三）深龋

当龋坏病损进展到牙本质深层时称为深龋。检查可见深的龋洞，距牙髓较近。当食物嵌入洞内时可引起疼痛，遇冷、热、甜、酸刺激时产生的疼痛比中龋更明显，但刺激去除后疼痛立即消失，无自发痛。

临床根据龋病的发病情况和进展速度，又将其分为急性龋、慢性龋、继发性龋。

二、龋病的致病因素

随着人类对龋病的认识和研究的深入，相继出现了很多龋病病因学说。但得到广泛认可的是"四联因素"学说，即细菌、宿主、食物、时间四因素共同作用，才使龋病发生。

知识链接

"虫牙"真有虫吗？

既然牙齿比骨头还硬，什么东西能把它破坏成一个个的窟窿呢？古人认为龋齿是由牙虫引起的，近代科学研究证实这是错的，其实牙的敌人是只有千分之一毫米长的小生物——细菌。牙齿既然是细菌破坏的，为什么又叫它"蛀牙"呢？因为"蛀牙"的窟窿很像被虫子咬成的，过去又有些巫医用魔术般的手法从牙洞里挑出"虫子"，所以有些人便以为龋齿是由虫子引起的。所以我们说：蛀牙本无虫，细菌起作用；得了龋齿病，快去找医生。

（一）细菌因素

在龋病发生过程中，细菌是最主要的致病因素。研究已证实，在无菌环境下牙齿不发生龋病。口腔是一个有菌的复杂环境，在正常情况下，口腔内的微生物与机体处于相对平衡状态，当某些因素使有关细菌（致病菌）发生异常变化时，平衡就被破坏，导致疾病发生。

1. 主要致龋菌 公认的主要致龋菌是变形链球菌，其次是乳酸杆菌和放线菌。

（1）**变形链球菌群** 变形链球菌群属口腔正常菌群，在婴儿出生 19～31 个月（平均为 26 个月）在口内定植。变形链球菌产酸且耐酸，可在厌氧、兼性厌氧及微需氧环境中生存，并且黏附力强。该菌群可导致光滑面龋、邻面龋、窝沟龋等各牙面龋。

（2）**乳酸杆菌属** 亦属口腔正常菌群，为革兰阳性杆菌。其致龋作用体现为产酸快且量大，在 pH 3.8 的环境仍能生长代谢，且黏附力差，常与变形链球菌协同，起促进龋病的发展的作用。

（3）**放线菌属** 为口腔正常菌群，是革兰阳性多形性杆菌。其能使碳水化合物发酵产酸，且耐酸生长。研究证明其可致邻面龋和根面龋，并常与变形链球菌、乳酸杆菌协调作用。

2. 致龋菌的致龋特点　主要表现为对牙体的黏附力、利用碳水化合物的产酸能力和自身的耐酸能力。致龋菌主要靠细胞外多糖及表面附着蛋白产生黏附力。致龋菌主要产生乳酸，乳酸脱矿决定于产酸菌产酸量，当 pH 值降到 5.0 以下时，多数产酸菌不能生长，而乳酸杆菌和变形链球菌仍能生存并继续产酸，使菌斑内 pH 值继续降低，从而导致牙齿硬组织继续脱矿。

3. 菌斑　致龋菌的生存环境是牙菌斑，菌斑的滞留则是龋病发生的条件。故控制菌斑是预防龋病的关键环节。

研究表明，无菌斑则无龋，有菌斑也不一定有龋病。菌斑可分为致龋菌斑和非致龋菌斑，致龋菌斑内有乳酸杆菌、变形链球菌数量多，利用蔗糖能力强，pH 值低等特点。不同牙面的菌斑其菌群的种类不相同，根据其在牙齿附着部位可将菌斑分为：光滑面菌斑、窝沟菌斑、邻面菌斑、根面菌斑。

（二）宿主因素

其主要包括牙齿、唾液、全身状况、行为和生活方式。

1. 牙齿　龋病的好发部位为牙齿的菌斑滞留区及发育不完善区。如牙齿的窝沟裂隙、异常发育沟、牙列排列不齐、牙邻面接触区以下、异位阻生齿、牙根暴露区等导致的菌斑滞留区；釉质发育不全部位；医源性因素如继发龋、冠修复、正畸托槽、不正规的窝沟封闭等导致的菌斑滞留区。

2. 唾液　唾液是调节口腔内微生态平衡的主要因素，具有维持口内正常 pH 值、清洁口腔、促进牙齿再矿化、抑菌等多种作用。任何使唾液分泌异常的因素将可能导致龋病易感，如舍格伦综合征、头面部放疗等。

3. 全身状况及环境因素　机体的既往龋病史、全身疾病、经济条件等均可成为龋病的危险因素。

4. 行为与生活方式　相比古代，现代人社会物质生活条件的改变是龋病的易感因素。而良好的口腔卫生习惯、合理的饮食结构有利于减少龋病的发生，故主动进行行为和生活方式的改善有助于龋病的防治。

（三）食物因素

1. 食物种类与龋病的关系　糖类是主要的致龋食物，其有黏性，易滞留在不易清洁的部位，在细菌作用下产酸，最终导致龋病发生；蛋白类食物可使牙菌斑 pH 升高，有利于牙釉质再矿化；食物中的氟、钙也可促进牙再矿化。

2. 含糖食物与龋的关系　糖的致龋作用与其摄入量、种类、摄入频率、物理性状、摄入方式有关。

（1）**摄入量**　研究发现糖的摄入量和龋病流行情况及患病率呈正相关。

（2）**糖的种类**　糖的致龋能力排序为：蔗糖 > 葡萄糖 > 麦芽糖 > 乳糖 > 果糖。甘露醇、山梨糖、木糖醇等不能被致龋菌作用产酸，因此可以作为防龋的糖代用品。

（3）**摄入频率**　摄入糖频率高，则可长时间保持口内低 pH 值的酸性环境，增加牙面脱矿的有利条件；餐间和睡前食糖，龋病的发生率明显增加，但每餐食糖，患龋率无明显提高。

（4）**糖的物理性状和摄入方式** 一般固体食品（糖块）比液体（碳酸饮料）致龋性高；含糖食品越精细越黏稠的，越易致龋。

（四）时间因素

龋病的发生需要一定的时间，因为从菌斑的形成、致龋菌的代谢糖产酸至无机质脱矿、有机质分解均需要一定时间。此因素包括：糖类在牙面上的滞留时间、菌斑在牙齿上滞留时间、菌斑内酸性物质持续时间、口腔内环境 pH 值低于临界的持续时间。这些因素持续越长的时间，龋病发生的危险性就越大。

知识链接

龋病会遗传吗？

在现实生活中有这种现象：父母双亲龋齿少，他们后代的龋齿少；父母双方患龋多，他们后代患龋也多。除了可能与他们相似的生活环境有关外，还有别的原因，如同卵双胞胎较异卵双胞胎具有更一致的患龋率。通过对动物的选种、培养、繁殖，已培养出了对龋敏感和对龋不敏感的鼠种，说明遗传起到一定作用。另外，遗传决定了其后代牙齿的形态、结构和大小，沟裂的深浅和牙弓的形态，并且影响唾液的成分。这些都影响牙体组织对龋病的抵抗力。当然，遗传不是起决定作用的因素，只要注意后天的保健，是可以减少和预防龋病发生的。

第二节 龋病预测与早期诊断

一、龋病预测

（一）易感因素预测

龋病的预测对发现易感人群，进而提高防龋效果具有重大意义。龋病易感人群是指容易感染龋病的人群。龋病易感人群的患龋率明显高于一般人群，并存在共同的易感因素。易感因素指可能导致龋病发生的危险因素，依次为：

1. 患龋经历 患龋经历是最重要的预测指标。通过儿童既往患龋的经历可预测乳牙或恒牙未来患龋情况。如学龄前儿童上乳前牙早期患龋可以预测其乳后牙容易患龋。乳、恒牙患龋关系密切，既往乳牙患龋坏的儿童出现恒牙龋的可能性是乳牙无龋儿童的 3 倍。因此，对乳牙多发龋的儿童应在临床及预防保健中加强治疗和恒牙龋的预防。

2. 致龋微生物 随着致龋微生物与龋病发生发展关系的明确,将致龋微生物作为龋病预测指标也得到了普遍认可。唾液变形链球菌水平是低龄儿童龋病的预测指标。乳酸杆菌数量与患龋严重程度和龋活跃度有关,可预测儿童龋病易感性。

3. 唾液

(1) **唾液的缓冲能力** 唾液的缓冲能力越强,最终 pH 值降低越少。将唾液缓冲能力按 pH 值分为三类:高(pH5~7)、中(pH4~5)、低(pH<4),分别代表龋病易感性低、中、高。

(2) **唾液流率** 唾液流率是评估龋危险性的有效工具,唾液流率越高,提示龋病危险性越低。

(3) **唾液氟水平** 唾液中影响牙釉质脱矿和再矿化的最重要离子是氟离子。研究证实,唾液中较高、较持久的氟浓度有防龋作用。

4. 全身健康状况 全身健康状况影响着机体对龋的抵抗力。头面部恶性肿瘤的放疗可导致唾液腺破坏,从而增加龋病危险性;早产儿或低出生体重者,龋危险性高;患某些需长期服药的全身疾病,如高血压、哮喘、心律失常等,药物可能导致口腔干燥,龋病危险性提高。故在评估龋病易感性时,应全面了解个体的全身健康状况,通常通过问卷或询问的方式进行。

5. 社会行为方面 此指标用来预测儿童和老年人的龋病易感性较有效。因为儿童和老年人免疫力低,社会行为方面的因素容易影响龋病的发生,但此因素始终是易感因子中较弱的一个。应用中应从家庭收入、父母教育程度、移民背景、口腔保健措施、口腔卫生习惯、饮食习惯等方面综合考虑。

总而言之,尽管单一预测指标可在一定程度上预测龋病的发生,但更多研究还是联合多个指标来应用,多指标预测应该比单指标更适合预测。

(二)实验室预测

龋活性试验是指以致龋菌及酸性产物为指标,检测龋危险因素的试验。该试验对易感人群龋病的预防和控制有一定意义。目前较为成熟的方法有:

1. Dentocult SM 试验 即变形链球菌数量的检测方法之一。方法:先令受试者咀嚼一粒石蜡丸 60 秒,然后持附着板在舌背上翻转涂抹唾液 10 次,立即将其置于培养试管内,盖盖后培养 48 小时,记数变形链球菌密度。

2. Dentocult LB 试验 即乳酸杆菌数量的检测方法之一。方法:受试者先咀嚼一粒石蜡丸 60 秒,收集唾液,均匀浇在乳酸杆菌的培养基上,旋去多余唾液,置培养管内,培养 4 天,计数乳酸杆菌密度。

3. Cariostat 试验 是细菌产酸力检测方法的一种,通过检查菌斑的产酸能力,来判断龋的活性。方法:用消毒棉签擦一侧牙颊面 4~5 遍,然后将棉签置于培养管内培养 48 小时,观察培养液颜色变化。蓝紫色(-),绿色(+),黄绿色(++),黄色(+++)。黄绿色代表 pH 值 5.0~5.5,为危险龋活性。

4. Dentobuff Strip 试验 是检测唾液缓冲能力的方法。

唾液缓冲能力低者，牙齿易患龋。此试验是用含 pH 指示剂的黄色酸性试纸条来检测唾液，如唾液变为蓝色，表示 pH 值大于 6.0，说明唾液具有缓冲能力。

二、早期诊断

传统的龋病概念认为：有洞为龋，无洞不定为龋。而新概念是白斑是龋，即釉质表面呈现白斑，则可诊断早期龋或白斑龋。龋病的发生发展，是从初期釉质不可逆性脱矿到后期不可逆性龋洞形成的过程，因此龋洞是疾病发展的结果，而不是诊断界限。早期龋具有可逆性，只要措施得当，可完全恢复健康，故龋病的早期发现，在预防上非常重要。

早期龋有三种诊断方法：常规临床检查、X 线片检查及特殊仪器检查。

（一）常规临床检查

1. 光滑面早期龋　光滑面（即殆面和唇颊面）的釉质表面脱矿表现为白垩色斑即为龋白斑。检查时应清洁牙面并隔湿吹干后观察白垩色斑的存在；且尽量不要用尖探针划探，避免破坏表面再矿化。

2. 窝沟早期龋　观察见窝沟颜色变黑，探诊有粗糙感，可初步确定为早期龋。

3. 邻面早期龋　邻面是容易被忽略的部位。探诊粗糙感结合 X 线片检查显示釉质表面脱矿透光影表现，可确诊邻面早期龋。X 线检查应选择，以较好显示邻面釉质脱矿现象。

（二）X 线片诊断

X 线检查是诊断早期龋的常用方法，多用殆翼片或采用平行投照技术的根尖片，且殆翼片比根尖片准确率更高些。随着 X 线技术的改进，早期龋的诊断率也在不断提高。

（三）特殊仪器检查

随着科技的发展进步，有许多新的的技术应用于临床检测，这对发现早期龋有很重要的作用。简要介绍如下：

1. 激光荧光龋检测仪

（1）原理　用波长 655nm 的光照射正常釉质时无或只有微弱的荧光，而龋坏的釉质表面会产生荧光，且荧光的强弱和龋坏程度正相关。

（2）方法　清洁、吹干牙面后，先照射正常牙面，读数作为对照，然后照射被检测牙面，得到面板上的读数。读数意义：0～10，健康牙面；11～20，釉质深层龋坏；21～30，釉质浅层龋坏；大于 30，牙本质龋坏。

（3）优点　简单、快速、无创、无痛。被检查者可接受性和满意度高。

（4）缺点　非龋损引起的釉质脱矿可能干扰结果，出现假阳性。使用前必须清洁牙面，确保无菌斑和软垢。

（5）应用　可用于检测牙体各个部位的早期龋，包括邻面、封闭剂下方等隐匿部位。

2. 定量光导荧光法

原理与激光荧光龋检测仪相似，光源为 290~450nm 波长的弧光灯，有口内摄像系统，需要使用专门的程序处理图像。

(1) 优点　简单、便捷、无创；可以显示龋坏的面积、深度、体积；可以定量测量最小 3 周内的釉质脱矿程度；图像可存储、传送，用于多次比较和口腔健康教育；与光纤透照或激光荧光龋检测相比功能更全面。

(2) 缺点　不能用于邻面；需要专门的软件处理图像。

(3) 应用　可用于检测光滑面、继发龋、正畸托槽周围牙面，适用于龋活跃性患者和正畸患者。

3. 电阻法

(1) 原理　釉质是电的不良导体，电阻大，光滑牙面无导电性或仅有少量，但当釉质脱矿后，表面出现可浸入唾液的微孔间隙，增加了导电性，电阻下降，且随脱矿程度与导电性正相关，以此作为诊断早期龋的依据。

(2) 方法　使用龋电测仪，固定频率为 23Hz，仪器一端与被检测者皮肤接触，一端放置在被测牙面上，可测量牙面或某个位点的电阻。

(3) 优缺点　操作简单，容易掌握，灵敏度高，可重复性好。但特异性较低，易受环境如牙面的干燥程度、口内温度、牙的发育程度、硬组织的厚度、内部液体的离子浓度等的影响，故有待完善。如排除了假阴性，可考虑作为将来临床试验的金标准。

(4) 应用　可以测出牙萌出后釉质的变化；可监控龋损进展、静止或再矿化；可用于检查殆面龋、封闭剂的边缘密合性、邻面龋。

4. 光纤透照技术

(1) 原理　龋坏组织局部光线投射减低，可吸收可见光，并发生散射。强光源从一侧照射，从另一侧或殆面接收。因脱矿牙面上光的散射更强，所以会呈现出一个亮背景上有暗影的图像，龋坏的牙本质则表现为釉质层下的橘黄、棕或灰色，从而将釉质层龋坏和牙本质层龋坏有效的区分开来。

(2) 优点　简单，快速；可用于所有牙面，尤其适用于邻面龋；三维图像，在备洞时使牙体破坏降到最小。

(3) 缺点　需要专门的设备，因而应用并不广泛，需要对检查人员经过专门训练。

5. 数字成像光纤透照

(1) 优点　在光纤透照技术的基础上增加了显示屏，可直接观察收集到的图像；可与临床观察对比，图像直观，便于对患者进行健康教育。

(2) 缺点　无法显示龋坏深度，且非定量。

第三节 龋病的预防措施和方法

一、龋病的分级预防

(一) 一级预防

1. 进行口腔健康教育 普及口腔健康相关知识；了解龋发生的相关知识，树立自我口腔保健意识，养成有利口腔健康的口腔卫生、饮食及行为习惯。

2. 控制及消除易感因素 结合易感因素，采取积极的防治措施。在口腔医生的指导下，合理使用氟化物及其他防龋措施，如窝沟封闭、防龋涂料等。

(二) 二级预防

早期诊断、早期治疗，定期口腔检查及 X 线辅助检查，如发现早期龋及时进行充填治疗。

(三) 三级预防

1. 防止龋病并发症 对龋病引起牙髓病及根尖周病的病牙进行合理有效治疗，防止炎症继续扩张，保存自然牙列；对于不能保留的牙应拔除。

2. 功能恢复 及时修复牙体缺损、牙列缺损及缺失，以恢复牙颌系统的正常功能，保持身体健康。

二、龋病的预防方法

龋病是多因素引起的进行性破坏性疾病，其预防应从多因素出发，采取综合防治措施。

(一) 菌斑控制

菌斑控制方法有：机械法、化学法、生物学方法、免疫方法等。

1. 机械方法 机械清除菌斑是自我保健方法，包括使用牙刷、牙膏、牙线、牙签、牙间隙刷、牙间清洁器等用品，清除牙面菌斑。

2. 化学方法

(1) **氯己定** 又名洗必泰，有漱口剂、凝胶、牙膏、防龋涂漆及缓释装置等可供选择。其对革兰阳性、阴性菌均有很强的抑制作用，对变形链球菌、放线菌作用显著。但长期使用氯己定可使牙齿、舌背黏膜及充填体着色。详见第五章。

(2) **三氯生** 也叫三氯羟苯醚，是一种广谱抗菌剂。其能有效抑制多种革兰阳性、阴性细菌，有牙膏、漱口液可供选择。

3. 生物学方法

（1）植物提取物 天然植物如厚朴、五倍子、金银花、两面针、血根草、大黄、黄芩、三七、茶叶、甘草等植物的提取物加到漱口剂或牙膏中使用，有减少菌斑的作用，但有效成分和原理还需进一步研究。

（2）酶类 有特异性和非特异性酶。特异性葡聚糖酶可溶解致龋菌产生的葡聚糖，减少菌斑的形成。非特异性酶多是蛋白水解酶，主要是破坏细菌细胞膜表面蛋白。目前主要产品是水溶性葡聚糖酶牙膏。

（3）甲壳素类 从虾蟹壳里提取甲壳素，经脱乙酰基后变成乙酰甲壳胺。其作用为抑制菌斑黏多糖形成，阻止菌斑在牙面附着，使已附着的菌斑解吸附。主要产品有漱口水和牙膏。

4. 免疫方法 防龋疫苗是主动免疫，以特异性抗原使机体产生特异性抗体，达到中和致龋菌的毒性因子，预防龋病的目的。其适合龋易感人群。

防龋疫苗研究目前还处于完善阶段，还有待临床效果和安全性的验证。

（二）控制糖的摄入和使用糖代用品

1. 控制糖的摄入 我们每日从饮食中获得的糖分两类：一类是奶糖（牛奶中）和内源糖（水果、蔬菜中），它们对牙的危害很小；另一类是外来糖即游离糖，它才是致龋的主要糖。对学龄儿童来说，2/3的游离糖来源于零食、软饮料及餐桌上的糖，其中水果味饮料对牙危害最大；另外，额外加糖的奶制品也应得到重视。因此，应减少游离糖的摄入量和频率，食物选择上，应多食新鲜水果、蔬菜、淀粉类食物，同时每次摄入糖后要注意及时清洁口腔。

2. 使用糖代用品 蔗糖的致龋性最强，木糖醇、山梨醇、甜菊糖等甜味剂不容易被产酸菌利用，常用作蔗糖代用品放在口香糖里，避免蔗糖的不利作用。但木糖醇是否抗龋，还需进一步研究。无糖口香糖不致龋，而且刺激唾液分泌而抗龋。

从营养与经济两方面考虑，目前还没有一种糖代用品可以完全取代蔗糖。目前使用较多的糖代用品是木糖醇。

（三）增强牙的抗龋能力

1. 重视孕妇及婴幼儿保健 详见第二章第二节。

2. 重视学龄儿童的口腔保健 详见第二章第二节。

3. 氟化物防龋 氟防龋对平滑面龋取得了明显效果，主要措施为饮水氟化和含氟牙膏的广泛应用。另外，氟片、氟凝胶、含氟漱口剂、含氟食品、氟滴剂等的应用也有一定的效果。详见本章第四节。

4. 窝沟封闭防龋 对适龄儿童的乳磨牙和恒磨牙采用窝沟封闭，可有效防止窝沟龋。详见本章第五节。

5. 激光防龋 激光防龋的主要原理是：经激光照射后的牙釉质可形成抗酸性强的玻璃样物质，从而减少釉质脱钙。但目前激光防龋的研究还处在实验室阶段。

（四）定期进行口腔检查，做到早期发现早期治疗

建议对学龄前儿童每 3～6 个月进行一次定期口腔检查，学龄儿童每 6 个月检查一次，成人则每 6～12 个月检查一次。但对龋易感人群应适当缩短定期检查时间。对于检查中发现的问题应及时给予有效处理。

第四节　氟化物防龋

一、氟化物与人体健康

氟是人体健康所必需的微量元素之一，其广泛存在于自然界中。适量的氟可通过降低牙釉质脱矿和促进再矿化而起到预防龋病的作用，但摄入过多又可导致氟牙症，甚至氟骨症，对机体产生危害。故"除氟害，兴氟利"是人类对于氟化物应用的基本原则。氟化物防龋是 20 世纪口腔预防医学对人类的最大贡献之一（图 4-1）。

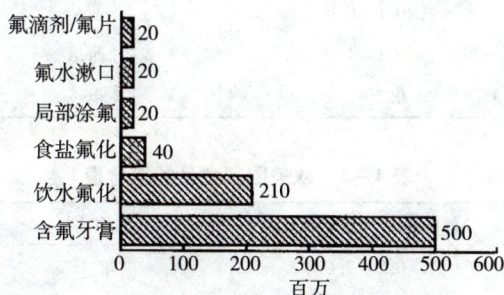

图 4-1　世界范围内使用氟化物的估计人数

（一）人体氟来源

氟是自然界固有的化学物质，分布非常广泛。岩石、土壤、水及大气中都含一定量的氟，各种植物也普遍含有氟，其中含氟量最高的是茶树。大气中的氟是以尘埃微粒或气体形式存在的，主要来源于火山爆发、工业废气及煤的燃烧。

人体氟大部分来源于摄入的食物和水。

1. 饮水　饮水是人体氟的主要来源，约占 65%，且水中的氟很容易被人体吸收。机体从饮水中摄入氟的量直接受饮水中氟浓度和饮水量的调控。饮水摄入量又与个体的年龄、生活习惯以及当地气温等因素有关。12 岁前的饮水量约占液体总摄入量的 50%，成人每日饮水量约 2500～3000mL。当然热带地区饮水量显著大于严寒地区。习惯饮茶可增加人体氟的含量。茶叶干品中含的氟可被浸泡出来，一个嗜好饮茶的人，每日从茶叶中约可摄入 1～3mg 的氟。

2. 食物　人体每天摄入的氟约有 25% 来源于食物。所有食品，包括植物和动物食品中都含有氟，但有较大差异。植物食品如水果蔬菜、五谷种子类、调味剂等，常因地

域不同含氟量不同。如中国茶的含氟量比印度低，我国北方茶的含氟量比南方低，大米的含氟量也是南方高于北方。调味剂中以海盐的原盐含氟量最高，一般为 17～46mg/kg，精制盐为 12～21mg/kg。动物性食品中以骨、软骨、肌腱的含氟量较高，其干品中含氟 45～880mg/kg；其次是表皮等，含氟 10～100mg/kg；海鱼的含氟量高于淡水鱼，如大马哈鱼为 5～10mg/kg，罐头沙丁鱼可高达 20mg/kg 以上。

国内外不同地区常用食品含氟量分别见表 4-1、表 4-2。

表 4-1　我国北方几种常用食品的含氟量

食品名称	含氟量（mg/kg）	食品名称	含氟量（mg/kg）
大米	0.27～1.0	猪肉	0.6～1.2
小麦	0.3～1.7	羊肉	0.2～1.3
玉米	0.2～1.0	牛乳	0.03～0.5
土豆	0.2～0.8	鸡蛋	0.1～1.2
大白菜	0.1～0.7	苹果	0.2～1.3
胡萝卜	0.3～0.7	梨	0.1～0.3
黄瓜	0.1～0.3	葡萄	0.1～0.4
牛肉	0.1～1.0	西瓜	0.1～0.3
牛肝	0.2～2.2	粗茶	74.0～123.0

表 4-2　欧美国家食品的氟含量

类别	鲜品中氟含量（mg/kg）	类别	鲜品中氟含量（mg/kg）
肉类	0.2～2.0	咖啡	0.2～1.6
内脏	2.3～10.1	柑橘类	0.03～0.36
鱼	5.8～26.9	其他果类	0.11～1.32
贝类	0.7～2.0	谷类	0.1～0.7
蛋类	1.2	蔬菜类	0.10～1.0
牛乳	0.07～0.22	葡萄酒、啤酒	0.07～0.24
干酪	1.62	棉籽油	12
茶叶（干品）	97		

同一地区不同种类的食品，不同地区同类食品的氟含量都有着一定的差异，故从食品中摄入的氟的量不是恒定的。表 4-3 反映了欧美国家不同年龄人群食物氟的摄入量。

表 4-3　欧美国家不同年龄人群食物氟摄入量

国家	年龄	食物氟摄入量（mg/d）
瑞典	>6 个月	0.30～0.55
美国	>6 个月	0.23～0.42
瑞典	>12 个月	0.30～0.60

续表

国家	年龄	食物氟摄入量（mg/d）
美国	2 岁	0.20 ~ 0.62
德国	4 ~ 9 岁	0.31 ~ 0.41
英国	成人	0.31 ~ 0.41
美国	16 ~ 19 岁	0.90 ~ 1.70

3. 空气　虽然空气中的氟不是人体氟的主要来源，但在某些特殊环境会导致空气氟污染，过量氟通过呼吸道进入人体，给人体带来危害。

4. 其他可能的氟来源　有些口腔局部用氟产品氟浓度很高，如果不在医生指导下适量应用，可导致机体氟摄入量增高。年幼儿童吞咽反射尚不完善，如使用含氟牙膏可能使机体的氟含量增高。因此婴幼儿不推荐使用含氟牙膏，学龄前儿童要严格控制用量。

5. 氟的总摄入量　氟的总摄入量为人体每日从空气、水、食物等摄入氟的总和（mg/d）。由于适宜总氟摄入量和安全总氟摄入量的标准难以统一，因此只提供一个范围，即每千克体重每日的总摄氟量在 0.05 ~ 0.07mg 之间，一般不应超过上限。

中国营养学会常务理事会在 1989 年推荐的每日膳食中营养素供给量的说明中关于氟的摄入量见表 4 - 4。

表 4 - 4　氟的适宜和安全摄入量（mg/d）

年龄	食物氟摄入量（mg/d）
出生 ~6 个月	0.1 ~ 0.5
6 ~ 12 个月	0.2 ~ 1.0
1 岁以上	0.5 ~ 1.5
4 岁以上	1.0 ~ 2.5
7 岁以上	1.5 ~ 2.5
成人	1.5 ~ 4.0

我国一些单位和组织建议氟的最大安全摄入量见表 4 - 5。

表 4 - 5　我国一些单位和组织建议的氟最大安全摄入量

建议单位或组织	每人最大安全摄氟量（mg/d）
饮水氟卫生标准研制科研组	3.0
食品氟卫生标准研制科研组	3.5（未计入空气吸入氟量）
卫生部初级保健	4.0
中国预防医学科学院环卫所（1995 年）	3.4（成人）1.9 ~ 2.1（7 ~ 15 岁）

6. 我国有关氟化物的卫生标准　见表 4 - 6。

表 4 – 6 我国有关氟化物的卫生标准

项目	标准	注
饮用水	不超过 1.0mg/L	见原卫生部法监司 2001 年 6 月出版的《生活饮用水卫生规范》，2001 年 9 月 1 日起实施
环境空气	适用于城市地区： 日平均浓度：0.007 mg/m³（标准状态） 一小时平均浓度：0.02 mg/m³（标准状态） 适用于牧、农、林区： 月平均浓度：1.8 ~ 3.0μg/（dm² · d） 植物生长季平均浓度： 1.2 ~ 2.0μg/（dm² · d）	国家环境保护局 1996 年 1 月 18 日批准，GB3095 – 1996，1996 年 10 月 1 日实施
粮食 大米、面粉 其他 豆类 蔬菜 水果 肉类 鱼类（淡水） 蛋类	≤1.0mg/kg ≤1.5mg/kg ≤1.0mg/kg ≤1.0mg/kg ≤0.5mg/kg ≤2.0mg/kg ≤2.0mg/kg ≤1.0mg/kg	中华人民共和国卫生部 1984 年 12 月 22 日批准，GB4809 – 84，国家标准局发布，1985 年 9 月 11 日实施

（二）人体氟代谢

氟的代谢可分为吸收、分布与排泄（图 4 – 2）。

1. 吸收 氟可经消化道、呼吸道、黏膜及皮肤途径进入体内。通常氟随食物、饮水及借助一定氟载体被摄入。

（1）吸收率和程度 氟化物在体内的吸收受到许多因素的影响（图 4 – 3）。氟化物的溶解度可决定氟吸收率的高低：可溶性氟化物如 NaF，摄入后吸收速度快，几乎可全部被吸收；低溶解性氟化物如 CaF_2、MgF_2、AlF_3，吸收慢，吸收率只达 37% ~ 50%。食物中的钙、铝含量高时，氟的吸收减少。胃内的 pH 值与氟的吸收率呈负相关。

（2）吸收机制及部位 氟吸收是一个简单被动扩散过程。氟的主要吸收部位在胃、肠道，其次为呼吸道、皮肤、口腔黏膜。氟在胃部的吸收机制与胃内的酸度有关，在小肠的吸收不依赖 pH 值。

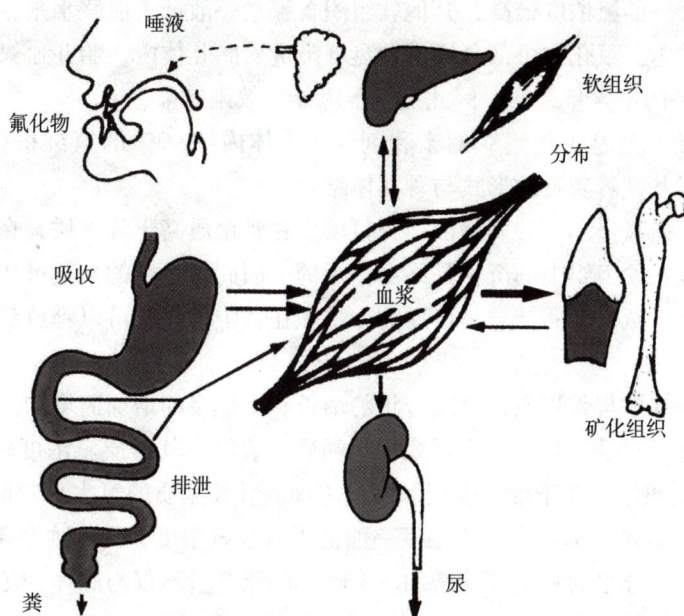

图 4 - 2 氟代谢示意图

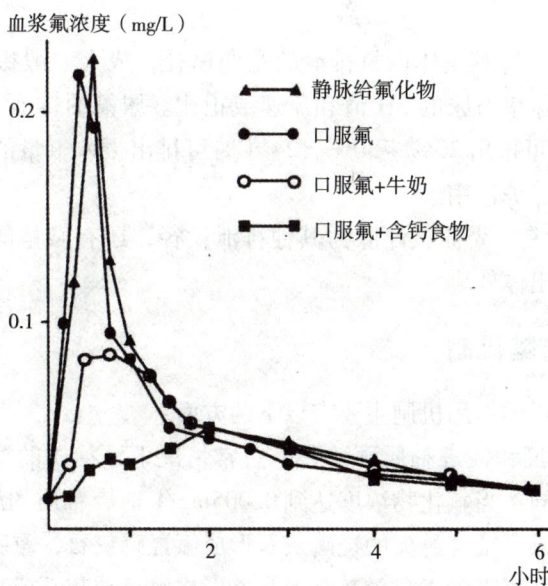

图 4 - 3 不同方式摄入氟化物后的血浆浓度

2. 分布

（1）血液、乳汁和软组织 氟化物吸收进入血液后，迅速被输送到全身，血液中仅存留小部分，其中 75% 的血氟存在于血浆中，其余主要在红细胞中。

乳汁氟的含量很低，一般为血浆氟的 1/2。

软组织中肾脏的氟浓度最高，其他软组织含氟量一般低于血浆水平，并与血浆氟之间存在着稳定状态。氟化物可部分通过胎盘屏障进入胎儿体内，胎儿血氟水平约为母体血氟的75%。脑的氟含量最低，因此血脑屏障能有效限制氟进入。

(2) 骨和牙　氟是钙化组织的亲和剂。成人体内约99%的氟沉积在钙化组织中，以氟磷灰石或羟基氟磷灰石的形式与骨晶体结合。

骨含氟量随摄氟量和年龄而增加，骨氟浓度在骨松质高于骨密质，在代谢旺盛骨中高于静止骨。氟在硬组织中的沉积是终身不断的，因此，骨氟的含量可作为个体一生中摄取氟量的指标。氟与骨的结合是可逆的，蓄积在骨中的氟还可以释放到血液中，起到氟库的作用。

牙的氟蓄积基本与骨相似，也随着年龄增长和摄氟量的增加而增加。个体的牙氟含量相对低于其骨氟含量。釉质氟主要聚积在釉质的表层，其表层氟浓度较深层高约5～10倍。牙本质的氟浓度介于釉质表层和深层之间。乳牙釉质的氟水平较恒牙低。

(3) 唾液和菌斑　唾液中的氟浓度一般低于血浆氟浓度，约为血浆氟的2/3。血浆氟浓度升高，腺体分泌的氟浓度就增加。全唾液的氟含量不仅与腺体分泌有关，还与日常饮食以及氟制剂的使用有关。菌斑中氟的含量约为全唾液的100～200倍，其含量决定于外源性氟化物的使用频率和氟浓度。在非氟化地区，菌斑氟来源于食物、唾液、龈沟液。

3. 排泄

(1) 经肾脏排泄　肾脏是体内氟排泄的主要途径，成人一般摄氟量的40%～60%由尿排出。尿的氟消除率与尿的pH值和流速成正比。尿氟的排泄，在摄入氟的最初4小时最快，3～4小时可排出20%～30%，24小时可排出摄入氟量的50%以上。氟的快速排出对人体起一种保护作用。

(2) 其他排泄通道　粪便、汗腺为其他排泄途径，还有微量的氟可通过乳汁、泪液、头发、指甲等排出体外。

(三) 氟化物防龋机制

目前认为，氟防龋的作用机制主要有以下两方面：

1. 降低釉质溶解度和促进釉质再矿化　正常情况下，釉质的溶解度随酸性缓冲液中氟浓度的变化而不同，当氟化物浓度达到0.005mg/L时，釉质的溶解量将减少。在羟磷灰石的饱和液中，氟可结合游离的羟磷灰石形成氟羟磷灰石，重新沉积在釉质上，即再矿化；如未饱和，氟可吸附于羟磷灰石上直接形成氟羟磷灰石或和釉质中羟离子交换形成氟磷灰石。

当牙受酸侵蚀时，pH值下降，发生脱矿，向唾液中释放氟、钙离子。当唾液中钙、磷离子饱和时，将提供使矿物质返回牙（再矿化）的动力。氟化物通过吸附在再矿化牙釉质表面并吸引钙离子来加速再矿化过程。新生再矿化层吸收氟排出碳水化合物，形成羟基磷灰石和氟磷灰石混合结构，而氟磷灰石更耐酸，进一步增强了牙齿表面矿物质的抗酸作用。

2. 氟对微生物的作用

（1）影响糖酵解　体外研究表明，氟化物能抑制与糖酵解和细胞氧化有关的酶，从而使乳酸形成受阻。

（2）抑制细菌摄入葡萄糖　氟化物能抑制某些致龋菌包括链球菌对葡萄糖的摄取、转化及利用，从而影响细菌和菌斑在牙面的堆积和黏附。

（3）抑制细菌产酸　氟化物以氟磷灰石的形式扩散进入细胞，然后分解为氢离子和氟离子，胞内 pH 值下降，使产酸减少，甚至终止。

（四）氟化物的其他生理作用

氟是人体必需的 14 种微量元素之一，也是人体组成成分之一。适量氟化物可对人体起到积极影响，预防疾病发生。

流行病学调查显示，低氟区居民骨密度降低，骨质疏松较高氟区多见。临床上用氟化物治疗骨软化和骨质疏松有一定效果。

氟与生殖功能有关。实验证明，小鼠缺氟可引起生殖功能障碍。氟可促进动物对铁的吸收，提高血中铁和铜水平。

（五）氟的毒性作用

氟对人体的效应与摄取剂量有关，适量的氟可维持机体生理作用的需要，摄入过量则会导致氟中毒，甚至死亡。氟化钠的成人致死量为 5～10g，平均致死量为 4～5g，儿童服用 15mg/kg 可致死，而婴儿致死量仅 0.25g。目前推荐氟离子可能中毒剂量（简称 PTD）作为确定需接受急诊治疗的指征。PTD 是很可能导致中毒症状和体征包括死亡，且应该立即进行治疗的最小剂量，一般为 5mg/kg。

1. 急性氟中毒　一次性大量误服氟化物，可造成急性氟中毒，主要症状有：恶心、呕吐、腹泻甚至肠道出血、血钙平衡失调、肌肉痉挛、虚脱、呼吸困难；重者引起心、肝、肾器质性损害，以至昏迷。通常摄入过量氟可在 4 小时内或死亡或康复，故这时期是治疗的关键。

急性氟中毒的急救处理原则是：①催吐、洗胃；②口服或静脉滴注钙剂或铝制剂，与氟结合保护胃肠道；③保持血钙浓度；④补糖、补液以及对症治疗。

最简单易行的急救措施是迅速给中毒患者补充大量牛奶，使牛奶中的钙与氟部分结合，延缓吸收，从而减轻氟对机体的毒性作用，同时应积极采取其他急救措施。

2. 慢性氟中毒　机体长期摄入过量的氟可导致慢性氟中毒。根据氟来源，慢性氟中毒可分为地方性氟中毒和工业氟中毒。地方性氟中毒又可分为饮水型和生活燃煤污染型。氟中毒时机体的受损程度主要取决于摄入氟的量。

慢性氟中毒的临床表现是氟牙症、氟骨症。氟骨症主要表现为骨质硬化和骨旁软组织骨化。

预防慢性氟中毒可从三个方面着手：①寻找适宜氟浓度的饮水源和对高氟饮水源采取除氟措施；②消除因生活燃煤带来的氟污染，方法是炉灶改造，改变生活方式，不用高氟劣质煤；③预防工业氟污染，包括改善工作环境，加强个体防护，合理处理工业"三废"。

（六）氟牙症

氟牙症又称斑釉症或氟斑牙，是在牙发育矿化期间机体摄入过量的氟所引起的一种特殊的釉质发育不全，是地方性慢性氟中毒最早表现出来的体征。

1. 临床特点

（1）氟牙症多发生在恒牙，乳牙较少见。

（2）患氟牙症牙齿的数量取决于牙发育矿化期间在高氟区生活时间的长短。如仅2岁前生活在高氟区，氟斑牙可能表现在恒前牙和第一恒磨牙；如出生至出生后多年在高氟区居住，甚至可使全口牙受侵害；如果6~7岁以后再迁入高氟区，则不出现氟牙症。

（3）受侵牙釉质可出现白色不透明斑纹，甚至整个牙为白垩色；有些牙由于染色呈现黄褐色；严重者出现实质性缺损，以至牙失去整体外形。

（4）牙釉质和牙本质脆性增大，耐磨性差，但对酸蚀的抵抗力增强。

（5）多对牙齿甚至全口牙齿对称性受累。

知识链接

氟牙症的分类和诊断标准

为研究氟牙症的严重程度与氟摄入量的密切关系，许多学者提出了氟牙症的分类和诊断标准，分别叙述如下。

1. Dean 分类法 Dean 依据牙釉质表面光泽度、颜色改变程度、缺损程度将氟牙症分为6类，并对受侵犯牙面的面积进行估计。Dean 分类法是 WHO 推荐使用的氟牙症分类方法，主要是依据牙釉质表面的光泽度、颜色改变程度、缺损程度将氟牙症分为6类，并对受侵犯牙面的面积进行估计。详见第三章第五节（表3-12）。

Dean 指数已广泛用于测量氟牙症，帮助确定中度与重度氟牙症。但 Dean 本人也承认困难在于鉴别正常、可疑与很轻度的氟牙症。

1989年 Clarkson 指出了 Dean 氟牙症分类的不足之处：对区分高氟地区的氟牙症程度不敏感；社区氟牙症指数（Fci）不能真实反映社区氟牙症的严重程度等。

2. TF 分类法 Thylstrup 和 Fejerskov 根据组织学观察，结合临床表现，将氟牙症分为10度。本法主要用于流行病学调查，或者临床诊断中典型描述氟牙症的严重程度。分类诊断标准如下：

0　牙面在擦拭和吹干后，釉质的透明度正常

1　整个牙面可见细白垩线与釉面横纹部位相一致

2　白垩线更明显，相近的白垩线可融合成小云雾状白垩区。在牙尖、切缘，帽状白垩区普遍可见

知识链接

3　在牙表面可见多处云雾状白垩区，在白垩区之间仍可见白垩线

4　整个牙面呈现明显的白垩色。磨耗部分白垩色不明显

5　整个牙面呈现明显的白垩色。釉质表面有直径 <2mm 的窝状缺损

6　常可见在白垩釉质中融合的小窝形成 <2mm 深度的白带。这一类包括已磨耗的唇（颊）面牙尖釉质，损害区垂直高度 <2mm

7　最外层釉质不规则部位的缺损范围 <牙面的 1/2，其余完整釉质呈白垩色

8　最外层釉质不规则部位的缺损范围 >牙面的 1/2，其余完整釉质呈白垩色

9　外层釉质大部缺损，牙体解剖形态发生改变，牙颈部常呈现白垩色釉质

3. Smith 分类法　该法将氟牙症分为 3 级，即白垩、变色、缺损。本法适用于大面积筛选或粗略的流行病学调查（表 4-7）。

表 4-7　Smith 氟牙症分类法

分类	标准
白垩型（轻度）	牙面失去正常光泽，出现不透明斑块
变色型（中度）	牙面出现黄色、黄褐色或棕褐色
缺损型（重度）	除上述改变外，牙面还出现浅窝或坑凹状缺损，或因磨损使牙失去正常外形

2. 鉴别诊断

（1）釉质发育不全　①釉质发育不全白垩色斑的边界清楚，而且其纹线与釉质的生长发育线相吻合；而氟牙症的斑块是散在云雾状，边界不清楚，与生长发育线不吻合。②釉质发育不全发生在单个牙或一组牙；而氟牙症发生在多颗牙，以上前牙多见。③氟牙症患者有牙发育矿化期间高氟区的生活史。

（2）四环素牙　四环素牙釉质表面有光泽，由于牙本质着色，使整个牙变暗，呈现黄褐色，患者在牙发育矿化期间有四环素类药物服用史。

3. 防治　预防氟牙症的基本原则是在牙发育矿化期间避免摄入过量的氟，如选择适宜含氟量的水源，高氟饮水除氟，去除其他可导致氟摄入高的因素。

对于已出现的氟斑牙，可用以下方法进行处理：

（1）仅色泽改变　对只是色泽改变的氟牙症，前牙可采用脱色法，后牙可不予处理。

（2）有实质性缺损　对有实质性缺损的氟牙症，轻者前牙可用光固化复合树脂修复，重者可用贴面、瓷全冠修复；受损后牙影响咀嚼功能者，可采取充填法或全冠修复。

二、氟化物防龋的全身应用

氟化物全身应用防龋是指通过消化道将氟化物摄入，经过胃肠道吸收进入血液循环系统，然后输送至牙体、唾液等组织，达到预防龋病的目的。

（一）饮水氟化

饮水氟化是指将饮用水的氟浓度调整到最适宜浓度，目的是既能达到防止龋病的发生，又不引起氟牙症流行。1938 年美国学者 Dean 发现：饮水氟浓度与龋齿的患病呈负相关，而与氟牙症呈正相关，且当水氟浓度为 1.0mg/L 时，有着最佳的防龋效果和最少量的氟牙症（图 4 - 4）。

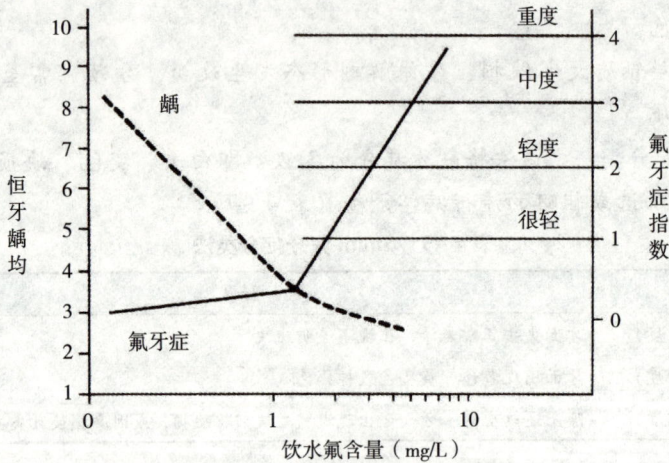

图 4 - 4　氟与氟牙症、龋的关系

1. 自来水氟化　在低氟区将社区供水的氟浓度调整到适宜氟浓度即为自来水氟化。可用于饮水投加的氟化物有氟硅酸、氟硅酸钠和氟化钠等。

（1）自来水氟化的原则　因人体氟的来源是多方面的，在进行饮水加氟时，应参考当地龋病患病水平和氟牙症指数，进行综合考虑，不能单纯以饮水氟含量为依据。

综合 WHO 的推荐意见和我国具体情况，饮水氟化应遵循的原则有：①饮水的适宜氟浓度一般应保持在 0.7 ~ 1.0mg/L 之内；②饮水氟含量在 0.5 mg/L 以下时，如氟牙症指数在 0.6 以上，则无需加氟，而如氟牙症指数低于 0.6，则可结合龋病的流行情况决定是否加氟；③饮水氟含量超过 1.5mg/L 或氟牙症指数大于 1 时，则应采取措施减少过量氟的摄入；④饮水含氟量应按季节、气温的变化而进行调整；⑤自来水加氟需要有严格的管理和监控系统，保证安全有效。

（2）防龋效果　50 多年的实践经验证明，自来水氟化的防龋效果是肯定的，具体体现在：①饮用氟化水时间越早，饮用时间越长，效果越好；②饮用氟化水对恒牙的防龋效果优于乳牙；③饮水氟化地区恒牙无龋儿童是非饮水氟化地区的 6 倍；④从儿童开始饮用氟化水，效果可持续到中老年；⑤氟对光滑面龋的预防效果优于点隙窝沟龋；⑥

错位牙和牙间接触不良减少，生活在氟化区与非氟化区6～14岁儿童牙颌畸形的患病率相差20%，这可能与龋病致牙齿早失减少有关；⑦饮用氟化水可使牙矿化程度更好，牙釉质更有光泽，釉质矿化不全和非氟斑减少。

（3）**自来水氟化的评价**　自来水氟化是一种安全、有效、经济、公平、简单易行的公共卫生措施，值得推荐。表现在：①安全性已得到充分肯定；②费用低，效果好，在美国、英国、瑞士等国家用于饮水氟化的年平均费用每人只有0.04～0.3美元；③具有初级卫生保健的公平性，不管个人的经济状况、文化程度、自觉程度及口腔卫生服务的人力物力如何，都可享用；④简单易行，当自来水氟化开始后，只需少数人去管理，即可使氟化区居民受益。

自来水氟化的不足之处有：①饮用的氟化水的量仅占总量的2%～3%，可造成氟的浪费及氟的环境污染；②可导致轻度氟牙症的患病率升高；③没有自来水供给设备的地区无法实施；④需通过立法程序，增大了实施难度。

2. 学校饮水氟化　适用于不能开展公共自来水氟化措施的低氟区，如没有自来水的农村。由于学生只是部分时间在学校，且年龄一般已在6岁以上，恒前牙牙冠已矿化，不会产生前牙氟牙症的问题，所以在小学内的饮水氟浓度可以为社区自来水氟适宜浓度的4.5倍。学校饮水氟化同样需要安装一套供水设备，需要严格的管理和监督。

（二）食盐氟化

食盐氟化是指在食盐中加入氟化物，并以食盐为载体被摄入体内，从而达到适量补充氟、有效预防龋病的目的。其适用于没开展饮水氟化或无自来水的低氟区。由于饮食习惯的不同，不同国家或地区的人群对盐的摄入量也不同，所以在进行食盐氟化时，加氟量也应有所不同，一般为90～350mg/kg。

实施食盐氟化除具有与饮水氟化类似的效果外，还有以下优点：①覆盖人群广，不受地域条件限制，可以大规模地生产和供应；②不需要供水系统；③与饮水氟化相比，减少了氟的浪费；④生产和控制简单，费用较低；⑤家庭可自行选择，无心理压力。

氟化食盐的不足有：①难以精确控制个体的食盐量；②食盐摄取量在不同地区和不同人群之间差异很大；③其销售范围难以控制，不能杜绝进入高氟区或适氟区；④防龋效果与人群的接受程度和范围相关。

（三）牛奶氟化

牛奶氟化是指将适量的氟加入到牛奶中，使牛奶具有所需要的氟浓度，通过饮用而摄入，达到预防龋病的目的。我国在北京进行的社区牛奶氟化试点工作，结果显示两年内降低乳牙新生龋约33%。可供牛奶氟化加入的氟化物有氟化钠、氟化钙、硅氟、单氟磷酸钠。

（四）氟片

氟片是由氟化钠或酸性氟磷酸盐加香料、赋形剂、甜味剂制成的片剂，目前有

0.25mg 和 0.5mg 两种不同的含氟量。口服氟片适用于未实施其他全身性用氟的低氟区。服用剂量应与当地饮水氟浓度和儿童年龄有关。美国儿童牙科学会 2008 年推荐的不同年龄儿童的日需供氟标准见表 4 – 8。

表 4 – 8　儿童每日供氟剂量表（mg/d）

年龄（岁）	饮水氟浓度（mg/L）		
	< 0.3	0.3 ~ 0.7	> 0.7
0.5 ~ 2	0.25	0.00	0.00
2 ~ 4	0.50	0.25	0.00
4 ~ 6	1.0	0.50	0.00

口服氟片，口腔科医生应根据具体情况计算出每位服用者剂量，向监督者及儿童交代清每日服用量及用法，指导家长、学校和幼儿园老师认真监督服用氟片。

口服氟片时，应先将片剂含化或嚼碎并涂布整个口腔，使其兼有局部作用，增强效果。嘱服用氟片后半小时内不漱口，不进食。氟片一般不宜吞服。

（五）氟滴剂

氟滴剂为含氟液体，适用于 2 岁以下幼儿。可每日睡前将氟滴剂滴于颊或舌部黏膜，不进食水，可获得全身和局部的双重作用。选择、应用的原则和每天补充的氟化物量与氟片相同。研究表明，氟滴剂的使用可使龋病降低 40%。

三、氟化物的局部应用

局部用氟是采取不同方法，将氟化物直接作用于牙齿的表面，以抑制牙表面的脱矿，促进再矿化，从而提高牙的抗龋性。局部用氟的方法包括含氟牙膏、氟水含漱、含氟凝胶、氟泡沫及氟涂料等。其中含氟牙膏可由个人使用，氟水含漱需要医务人员督促使用，含氟凝胶、氟泡沫及氟涂料必须由专业人员实施。个人应用的氟浓度较低，比较安全。局部用氟适用范围广泛，适用于大多数人群，尤其是儿童和青少年，既可用于未实施全身用氟的低氟区和适氟区，也可与全身用氟联合使用，增强防龋效果。

（一）含氟牙膏

含氟牙膏是指加入了氟化物的牙膏，适用于低氟区和适氟区，是一种安全有效、简单易行、应用广泛的个人局部用氟方法，值得大力推广。目前可用于含氟牙膏中的氟化物有氟化钠、酸性磷酸氟、氟化亚锡、单氟磷酸钠与氟化铵。

50 多年的大量研究证实，含氟牙膏的防龋效果是肯定的，各类含氟牙膏的效果相当。广泛使用含氟牙膏是发达的工业化国家龋病发病率出现大幅度下降的主要原因之一。

使用含氟牙膏应注意的问题有：①6 岁以上儿童及成人要达到防龋效果，应用含氟量为 1000mg/kg 以上的牙膏每天刷牙两次，每次用量 1 克；②3 ~ 6 岁儿童应在成人监督与指导下使用含氟牙膏，每次用量约为黄豆粒大小或挤出牙膏约5mm，防止吞咽牙膏，刷牙后吐出并彻底漱口；③3岁以下婴幼儿不宜使用含氟牙膏；④在氟含量过高、有氟病流行的地区，6岁以下的儿童也不推荐使用含氟牙膏。

（二）氟水漱口

使用含氟漱口液是另一种局部用氟防龋的方法，适合于低氟区及适氟区龋病高发的人群。实践证明，氟水漱口是一种使用方便、容易掌握、价格便宜，适合作为公共卫生项目的防龋措施。研究表明，每天或每周使用氟化钠溶液漱口可使患龋率降低20%~50%。

氟水漱口一般指含氟化钠、氟化亚锡、氟化胺等的中性或酸性溶液，其中氟化钠最为常用。用法：0.2%氟化钠溶液每周使用一次；0.05%氟化钠溶液每天使用一次；5~6岁儿童每次用量5mL，6岁以上每次用量10mL，含漱1分钟后吐出，且半小时不进食、不漱口。5岁以下因儿童的吞咽功能尚未健全，不推荐使用。

（三）含氟涂料

含氟涂料是用具有黏性的有机溶液作为氟的载体，使氟与牙齿有较长时间的接触，以达到预防龋病的目的。含氟涂料既可预防光滑面龋，又对邻面龋和窝沟龋有一定预防效果。

使用方法：用牙刷彻底清洁牙面后隔湿、干燥牙面，然后将0.3~0.5mL含氟涂料涂布于各牙面，待其凝固。涂布后2~4小时内不进食，当晚不刷牙。涂料一般能保留24~48小时。含氟涂料需定期使用，一般每年两次即可，易感人群可每年2~4次。

（四）含氟凝胶

含氟凝胶是由氟化物和羧甲基纤维素等制成的凝胶，氟化物主要为酸性磷酸氟（APF）或氟化钠。有两种不同浓度的含氟凝胶：供专业人员使用的APF浓度为1.23%；供个人自我保健使用的为浓度为0.5%的APF或NaF，以及0.1%的SnF_2。个人使用的凝胶可以放置于托盘内用，也可直接用于刷牙。专业人员使用的含氟凝胶的操作方法：清洁牙面，隔湿吹干，选用合适托盘装入适量含氟凝胶，安置托盘在上下牙列，嘱轻咬，使凝胶布满牙面与牙间隙，保持吸唾，托盘在口内保留1~4分钟后取出，拭去残留凝胶，半小时不漱口、不进食。含氟凝胶应每年至少使用两次。

含氟凝胶的优点是用托盘放置凝胶，一次可处理全口牙齿，方法简单，花费时间少，容易被接受。其主要用于高度易感龋病的病人、正畸治疗的病人，以及与头颈部放射治疗有关的口干综合征的猖獗龋病人。因含氟凝胶价格较贵，较少作为公共卫生措施。

（五）含氟泡沫

含氟泡沫是富含氟离子的泡沫，其以气泡的形式附着在牙面上，持续不断地释放出氟，延长了氟化物和牙表面的接触时间和接触浓度。含氟泡沫与含氟凝胶使用方法相同，氟浓度相当，防龋效果接近，但其使用量少，约占 1/5～1/4，可能成为含氟凝胶的替代品。

第五节 窝沟封闭

窝沟封闭又称点隙裂沟封闭，是指不去除牙体组织，在牙殆面、颊面或舌面的点隙裂沟涂布一层黏性树脂，保护牙釉质不受细菌及其代谢产物的侵蚀，达到预防龋病的一种有效方法。使用的黏性高分子材料，即为窝沟封闭剂。

一、窝沟封闭的适应证与非适应证

（一）窝沟封闭的适应证

1. 深的窝沟，特别是可以插入或卡住探针的牙（包括可疑龋）。
2. 龋病病人的其他牙齿，特别是对侧同名牙患龋或有患龋倾向。
3. 釉质发育不全，殆面有充填物但存在未作封闭的窝沟，可根据具体情况决定是否作封闭。

牙齿萌出后达到咬合平面即适宜做窝沟封闭，一般为牙萌出后 4 年之内。乳磨牙在 3～4 岁，第一恒磨牙在 6～7 岁，第二恒磨牙在 11～13 岁为最适宜年龄。

（二）窝沟封闭的非适应证

1. 殆面无深的沟裂点隙，自洁作用好。
2. 牙齿尚未完全萌出，被牙龈覆盖。
3. 病人不合作，不能配合操作。

二、封闭剂的组成、类型与特点

（一）窝沟封闭剂的组成

封闭剂通常由合成有机高分子树脂、稀释剂、引发剂和辅助剂等组成。

1. 树脂基质 为封闭剂主要成分，目前广泛使用的是双酚 A – 甲基丙烯酸缩水甘油酯（bis – GMA）。

2. 稀释剂 在树脂基质中加入一定量活性单体作为稀释剂，以降低树脂黏度。一般有甲基丙烯酸甲酯、二缩三乙二醇双甲基丙烯酸酯、甲基丙烯酸缩水甘油酯等。

3. 引发剂 分为光固引发剂和自凝引发剂两种。可见光固化引发剂采用 α – 二酮类光敏剂如樟脑酯，紫外光固化引发剂用安息香醚类；自凝引发剂常由过氧化苯甲酰和芳香胺组成。

4. 辅助剂 如溶剂、填料、氟化物、涂料等。

（二）封闭剂的类型与特点

依照固化方式，封闭剂可分为光固化和自凝固化两种。

1. 光固化封闭剂 可见光固化封闭剂的优点是：①光固化合成树脂有较大的抗压强度且表面光滑，术者可以控制操作时间，花费时间较少（10 ~ 20 秒）。②使用时不需调拌材料，操作方便，容易掌握，不易产生气泡。但操作需要特殊设备——光固化机，目前常用的光源为 430 ~ 490nm 的可见光，使用时应注意保护眼睛。

2. 自凝固化封闭剂 不需特殊设备，花费较少。涂布前需调拌，材料经聚合反应在 1 ~ 2 分钟内即固化，因此，调拌后须及时涂布，在规定时间内完成操作过程。自凝固化在调拌及操作过程中易产生气泡，且固化太快或太慢会影响封闭剂的质量。

三、窝沟封闭的操作方法与步骤

光固化封闭剂和自凝封闭剂的操作步骤大同小异，可分为清洁牙面、酸蚀、冲洗和干燥、涂布封闭剂、固化、检查六个步骤（图 4 - 5）。每一个步骤都要严格操作，这是取得封闭成功的关键。

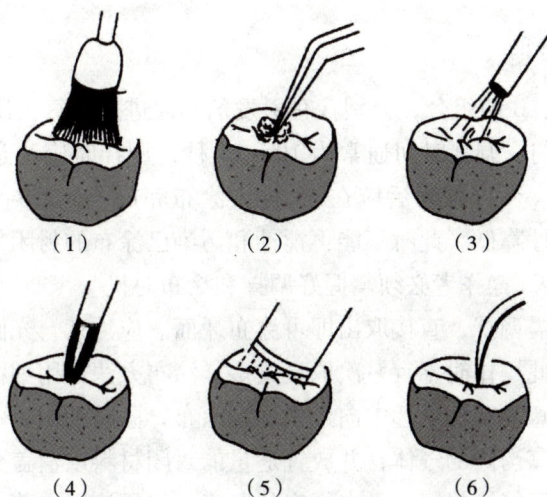

图 4 - 5 窝沟封闭的操作示意图
（1）清洁牙面 （2）酸蚀 （3）冲洗和干燥
（4）涂布封闭剂 （5）光照固化 （6）术后检查

（一）清洁牙面

首先应对操作的牙面，特别是窝沟进行彻底的清洁：可用低速手机装橡皮杯或锥形毛刷，蘸适量清洁剂刷洗牙面，干刷也可；刷洗后要彻底冲洗漱口，并用尖锐探针清除残留于窝沟中的清洁剂。清洁剂不能含油脂；不使用含氟牙膏或过细磨料。

（二）酸蚀

清洁牙面后，隔湿、吹干牙面，再将酸蚀剂涂在要封闭的牙面上。酸蚀范围一般应达到牙尖斜面的2/3，包括欲行封闭的全部牙面；或酸蚀面积稍大于欲封闭范围。酸蚀剂可用35%~38%的正磷酸液或含磷酸的凝胶，酸蚀时间为恒牙约20~30秒，乳牙约60秒。注意酸蚀剂用量要适当，避免产生气泡，避免溢出到口腔软组织；不要擦拭酸蚀后牙面，以免破坏被酸蚀的牙釉面而降低黏结力。

（三）冲洗和干燥

酸蚀后应用水加压冲洗牙面10~15秒，去净牙釉质表面的酸蚀剂和反应产物，边冲洗边用吸唾器吸干冲洗液。如使用凝胶酸蚀剂者，冲洗时间应加倍。彻底冲洗干净后，隔湿并吹干牙面，亦可用无水乙醇、乙醚等辅助干燥。封闭牙面干燥，避免污染是取得窝沟封闭成功非常重要的环节，在操作中应注意快速干燥并及时涂布封闭剂。酸蚀后的牙面干燥后应呈白色不透明的雾状外观，否则应重新酸蚀。酸蚀后的牙面应确保在整个过程中不被唾液或血液污染，否则，应冲洗干燥后重复酸蚀60秒。

（四）涂布封闭剂

自凝封闭剂有A、B两组分，分别含有引发剂和促进剂。每次使用前根据用量取A、B两组分等量调拌均匀，调拌时间通常为10~15秒，调拌时应注意掌握速度以免产生气泡，影响固化质量。调拌均匀后应在45秒内涂布完成，此后封闭剂进入自凝阶段，其黏稠度增大，流动性降低，此时不能再搅动和污染已涂布的封闭剂。自凝封闭剂的固化时间约为1~2分钟，操作者必须掌握好调拌和涂布时机。

光固化封闭剂不需调拌，直接取出即可涂布牙面。应注意，光固化封闭剂在自然光下也会逐渐硬固，因此操作时不宜一次取量过多。涂布方法：用细刷笔将封闭剂涂布在已酸蚀的牙面上。注意沿窝沟从远中向近中逐渐涂布，同时细刷笔上下微微抖动，使封闭剂渗入窝沟，排出窝沟内的气体，并放置适量的封闭材料以覆盖全部酸蚀面。在不影响咬合的情况下应尽可能使封闭剂具有一定的厚度，如果涂层太薄，则因缺乏足够的抗压强度而容易被咬碎。

（五）固化

自凝封闭剂在涂布后经1~2分钟即可自行固化。光固化封闭剂涂布后应立即用可见光源照射引发固化。照射距离为距牙尖约1mm，照射时间根据采用的产品类型和可见光源性能决定，一般为20~40秒。照射范围应大于封闭剂涂布的部位。

（六）检查

封闭剂固化后用探针进行全面检查，了解固化程度、黏结情况、有无气泡存在及遗漏未封闭的窝沟，观察有无过多封闭材料等，发现问题及时解决。未封闭的窝沟应重新封闭；有过多封闭材料时，若为含有填料的封闭剂且又咬合过高，则应调整咬合；若为无填料的封闭剂可不必调磨。

封闭后应定期复查，一般在封闭后3个月、6个月或12个月各复查一次，观察封闭剂保留情况，如有脱落应重作封闭。对已完成封闭的儿童要做好记录，以便复查。

四、窝沟封闭失败的原因及预防方法

窝沟封闭失败最主要也是最常见的就是封闭剂的脱落，可以是部分脱落或全部脱落。导致脱落的常见原因有：

1. 适应证选择不当 窝沟过浅；将隐匿性龋当深窝沟；患者不配合。

2. 术者操作不当 ①隔湿不完全，致酸蚀牙面被唾液污染；②酸蚀效果不佳，酸蚀牙面未冲洗干净，有酸蚀剂及酸蚀代谢产物遗留；③封闭剂涂布方法不当及厚度不足，封闭剂固化不完全，封闭材料过多致咬合过高等；④吹干牙面所用压缩空气中含有油或水，使酸蚀面上覆盖一层油膜或水膜，影响树脂渗入釉质。

3. 封闭剂材料的性能不足 粘接强度不够；机械强度和耐磨性不足；封闭剂与牙面微渗漏等。

因此，应严格选择适应证，规范操作，并选用合格的封闭材料。

第六节 预防性树脂充填

预防性树脂充填是一种窝沟封闭与窝沟龋充填相结合的预防性措施，即仅去除窝沟处的病变牙釉质或牙本质，根据龋损大小，采用酸蚀技术和树脂充填窝沟龋，并在牙面上涂一层封闭剂。

预防性树脂充填的优点是只除去龋坏的组织，不做预防性扩展，能保留更多的健康牙体组织；使用复合树脂或玻璃离子材料充填，而无龋的窝沟使用封闭剂保护，减少了漏隙产生的可能性。

一、预防性树脂充填的适应证

1. 殆面窝沟点隙龋损能卡住探针。
2. 深的点隙窝沟有龋倾向，沟裂有早期龋迹象，釉质浑浊或呈白垩色。

二、预防性树脂充填的分类

根据龋损的范围、深度和使用的充填材料不同，预防性树脂充填可分为以下3种类型：

1. A 型 需用最小号裂钻去除脱矿釉质，使用不含填料的封闭剂充填。

2. B 型 用小号或中号圆钻去除龋损组织，洞深基本在牙釉质内，通常用流动树脂材料充填；

3. C 型 用中号或较大号圆钻去除龋损组织，洞深已达牙本质，需垫底、涂黏结剂

（牙釉质黏结剂或牙本质黏结剂）后用后牙复合树脂材料充填。

三、操作步骤

预防性充填除要去除龋坏组织和使用黏结剂外，其他操作步骤与点隙窝沟封闭相似。

1. 依据龋坏的范围，选择大小合适的圆钻去除点隙窝沟的龋坏组织，不做预防性扩展。

2. 清洁牙面，冲洗、干燥及隔湿。

3. C 型酸蚀前将暴露牙本质，用氢氧化钙垫底。

4. 酸蚀殆面和窝洞。

5. A 型在殆面窝沟及窝洞直接涂布封闭剂；B 型用稀释的树脂材料或加有填料的封闭剂充填，固化后在殆面涂一层封闭剂；C 型在窝洞内涂布一层牙釉质黏结剂，用后牙复合树脂充填。

6. 术后检查，包括充填及固化情况、有无漏涂、咬合是否过高等。

在整个操作过程中，应避免酸蚀面被唾液污染并保持其绝对干燥，以确保充填术的成功。

第七节　非创伤性修复治疗

非创伤性修复治疗（ART）是指用手用器械清除龋坏组织，然后用具有黏结、耐磨、耐压性能较好的新型玻璃离子材料充填龋洞。

ART 与常规充填治疗相比较，具有众多优点，并兼有治疗和预防效果。社区口腔保健采用 ART 意义更大，可以纳入初级口腔卫生保健的服务范畴，特别适合在边远和农村地区推广。WHO 于 1994 年 4 月 7 日正式提倡 ART 技术，目前已在很多国家和地区推广使用。

一、适应证及操作步骤

（一）适应证　适用于恒牙和乳牙的中小龋洞，能允许最小的挖器进入；无牙髓暴露；无可疑牙髓炎。

（二）基本材料与器械

1. 材料　玻璃离子粉、液及牙本质处理剂（一般为 10% 弱聚丙烯酸）。

2. 器械　主要有口镜、镊子、探针、挖匙（一般分为三号：小号直径 0.6mm，中号直径 1.5mm，大号直径 2.0mm）、牙用手斧（或锄形器）、雕刻刀、调拌刀及调拌纸（或玻璃板）等。

（三）操作步骤

1. 备洞　使用棉卷隔湿，保持牙面干燥，用探针去除裂沟内的污物，然后用湿棉球清洁，再用干棉球擦干表面，确定龋坏的范围。如果龋洞开口小，可用牙用手斧扩大入口。将牙用手斧刃部置于开口处，稍加压将牙用手斧前后移动，使脆弱的无基釉破碎，用湿棉球去除破碎釉质，继续手术时再用棉球擦干，洞口扩大到最小挖匙能进入，在龋洞湿润的情况下，用挖匙垂直绕洞的边缘转动，首先去除釉牙本质界处的软化牙本质，然后去除洞底的软化牙本质（图4-6）。

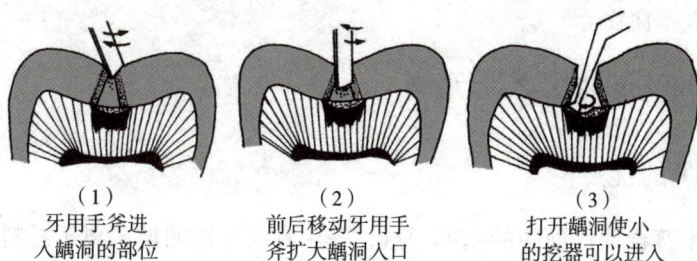

（1）牙用手斧进入龋洞的部位　　　（2）前后移动牙用手斧扩大龋洞入口　　　（3）打开龋洞使小的挖器可以进入

图4-6　窝洞入口制备示意图

去净龋死组织的龋洞要保持干燥清洁，并观察患牙的咬合情况，这有助于充填后修整及调整咬合。复面洞处理原则与单面洞相同。

2. 清洁　用棉球蘸牙本质处理剂涂布整个窝洞和邻近窝沟10秒，立即冲洗至少2次，再用干棉球擦干隔湿。

3. 混合与调拌　根据厂家推荐的粉液比例，将粉先放在调拌纸或调拌盘上，用调拌刀分成两等份，将液体瓶水平放置片刻使空气进入瓶底，然后竖直将一滴液体滴在第一半粉中，用调拌刀混合调拌，当粉和液完全浸湿后，再混合另一半粉。调拌应在20~30秒内完成。

4. 充填　材料调拌好后尽快放入要充填的洞内，充填应在材料失去光泽之前进行。

（1）**单面洞**　注意隔湿，用棉球擦干窝洞，将调拌好的玻璃离子用雕刻刀钝端放入备好的洞内。为避免形成气泡，最好沿洞的边缘堆放材料，用挖匙凸面推压材料。充填材料应稍高于牙面，将余下材料置于邻近的点隙裂沟处。

也可采用"指压技术"进行充填，即在戴手套的食指上涂少许凡士林放在材料上，向窝洞内及裂沟处紧压，并先颊舌向、后近远中向轻微转动手指，使玻璃离子进入窝洞内并充填牙面所有的点隙裂沟。约30秒后，材料不再有黏性时，从一侧移开手指，以避免将材料带出窝洞，立即用器械去除多余材料，在充填材料表面涂凡士林，并保持充填材料干燥30秒。检查咬合情况，如咬合高，用器械去除多余材料，调整到正常咬合，再涂一层凡士林。嘱咐病人1小时内不要进食。

（2）**复面洞**　分为前牙复面洞和后牙复面洞。复面洞与单面洞操作基本相同，复面洞充填时应特别注意恢复正常牙面形态。

1）前牙复面洞充填：用棉卷隔湿，棉球清洁擦干窝洞。在牙的邻面放置树脂成形片，用软木楔楔入两牙龈缘之间固定成形片。将调拌好的玻璃离子放入窝洞并稍超填，用食指从舌（腭）侧固定成形片，拇指使成形片紧紧按压在唇面，使材料充满窝洞，用拇指紧按约30秒后，取出成形片和木楔，去除多余材料检查咬合后，涂一层凡士林。

嘱咐病人1小时内不要进食。

2）后牙复面洞充填：操作步骤与前牙复面洞充填方法基本相同。如果估计充填材料量不足，应先将充填材料放入洞的邻面部分，再一次调拌充填。后牙复面洞充填材料应避免承受过大的咬合力，尤其是充填体边缘嵴应修整到刚好与对牙不接触。乳牙不一定完全恢复邻面外形，由龋洞大小和牙齿存留时间来定。乳牙邻面龋损较大可恢复成斜面，避免邻面嵌塞食物。

二、对ART的评价及发展方向

（一）ART的优点

1. ART技术符合现代预防的基本观点，采用有黏结性的玻璃离子材料，只要求最小的洞形预备，最小的牙体损伤以保存完好的牙体组织。

2. 采用手用器械，不需要昂贵的口腔设备。

3. 可以随身携带，操作者采用任何形式的交通工具，就可以到患者生活的环境中提供口腔治疗，如到老年居民家中、交通不便的地方，到社区、学校、家庭中等。

4. 操作简单易学。

5. 控制交叉感染的方法简便，不需要高压消毒手机，每次使用后，手用器械容易清洁和消毒。

6. 患者容易接受。因没有牙钻的噪音，减少了患者的心理创伤，这种治疗尤其是在儿童中容易普及。

7. 玻璃离子中氟离子的释放能预防和阻止龋齿，有利于牙体组织的健康。

8. 容易修补充填体的不足之处。

总之，ART最大的优点是使口腔医生可以离开诊所到病人的生活环境，让更多的人获得口腔保健治疗的机会。

（二）影响ART推广的因素

1. **充填微漏** 玻璃离子在反应的过程中体积收缩，产生微漏，即便在所有操作都很标准的情况下仍难避免。

2. **玻璃离子材料的强度** 多个实验结果表明，玻璃离子作为封闭材料时，其寿命低于复合树脂，但从防龋效果来看，玻璃离子与树脂效果相似。

3. **未符合操作规程** 由于手工调拌玻璃离子，且由于操作者、地理和气候等不同，调拌的玻璃离子可能不符合操作规程。

4. **对ART技术的错误理解** 虽然ART容易操作，但每一步都需要认真仔细地完成。

5. **公众的误解** 公众容易误认为玻璃离子是一种临时充填材料。

6. **研究不足** 虽然目前ART临床试验有相当高的成功率，但对ART修复与充填长期保留率的研究不够，对乳牙ART充填的研究也尚少。

（三）ART 的发展方向

ART 技术是手用器械和黏结性材料的结合，其发展依赖于充填材料的进步。新的充填材料应在更强的黏结性、更强的耐磨性、更强的再矿化能力、较小的微漏方面有所改进。ART 技术体现一种基本原理：最少的创伤、最佳的预防。它的应用不应该只依赖于一种修复材料，而应将 ART 技术作为一种随着更新材料的问世，能更成功修复牙的治疗方法。

小　结

龋病是细菌、宿主、食物、时间因素共同作用下发生的慢性感染性疾病。公认的致龋菌是变形链球菌、乳酸杆菌、放线菌属。龋病也是口腔微生态平衡失调的结果。龋病的预防分为三级：一级预防是促进口腔健康和实行特殊防护措施；二级预防是早期诊断和早期治疗；三级预防是防止龋的并发症和康复。一级和二级预防是防龋的重要内容。氟化物能够预防龋病是 20 世纪预防口腔医学对人类最大的贡献。氟广泛存在于自然界中，人体可以从多种途径摄入氟，氟主要在胃肠道被吸收，经肾脏排泄。适量的氟化物可以对机体的代谢产生积极的影响，可以预防龋病。氟化物的应用可分为全身应用和局部应用。全身应用包括：饮水氟化、食盐氟化、牛奶氟化、氟片、氟滴剂；局部应用有：含氟牙膏、含氟漱口剂、含氟涂料、含氟凝胶、含氟泡沫等。

目标检测

一、名词解释

1. 饮水氟化
2. PDT
3. ART
4. 窝沟封闭

二、填空题

1. 控制菌斑的方法有_____、_____免疫法。
2. 目前广泛使用的糖代用品是_____。
3. 氟进入机体后，被吸收的部位主要在_____。
4. 窝沟封闭常用的酸蚀剂是_____，恒牙酸蚀时间是_____秒，乳牙酸蚀时间是_____秒。

三、简答题

1. 叙述氟化物防龋的全身应用和局部应用。

2. 说出龋病的三级预防内容。

3. 简述窝沟封闭的适应证及操作步骤。

4. 简述预防性树脂充填与非创伤性充填的适应证。

第五章　牙周疾病的病因与预防

知识要点

1. 牙周病的病因与临床表现。
2. 牙周病三级预防的内容。
3. 机械性、药物性控制菌斑的常用方法。
4. 社区牙周保健的模式。
5. 相关局部因素的控制方法。

　　牙周病是口腔最常见的疾病之一，其发病的原因与影响因素以及彼此之间相互作用的关系十分复杂。牙周病是指发生在牙齿的支持组织（牙周组织）的慢性发展的破坏性疾病，在世界大多数人口中广泛流行。由于牙周病起始阶段一般无症状，常被人们忽视，而在后期当出现肿痛、牙周溢脓、牙齿松动或影响咀嚼时，才引起注意，此时病情往往已经较为严重，不仅使治疗难度加大，而且很难恢复至原来的健康水平，甚至不得不将患牙拔除。

第一节　牙周病的致病因素

　　牙周病是由多种因素引起的感染性疾病，牙菌斑微生物及其产物是发生牙周病的重要始动因子，而那些特定的先天、后天及环境危险因素的作用促进疾病的易感性。牙石、软垢、食物嵌塞等，能促进菌斑的积聚并增强细菌毒力，称为局部促进因子；全身易感因素，如内分泌失调、免疫缺陷、营养不良等，可降低机体抵抗力，使牙周组织被感染的机会增加，从而促进牙周病的发生和发展。

一、始动因素

　　牙菌斑是重要的始动因素。对于牙菌斑新概念目前普遍认为：牙菌斑是一种细菌性生物膜，为基质包裹的互相黏附或黏附于牙面、牙间或修复体表面的软而未矿化的细菌性群体，不能被水冲去或漱掉。细菌凭借这种牙菌斑生物膜结构相互黏附紧密，很难清除。

　　牙菌斑既导致龋病，又是牙周病的病因。致龋菌斑主要由产酸耐酸的变形链球菌和乳酸杆菌等构成，使牙体组织出现脱矿，有机物分解；而致牙周病的菌斑以产生毒素、酶等代谢产物的厌氧菌为主，损害牙周组织。

（一）牙菌斑的分类与特点

根据菌斑附着部位不同，通常以龈缘为界，将不同生态区域的牙菌斑分为龈上菌斑和龈下菌斑两种。

1. 龈上菌斑　龈上菌斑是位于龈缘以上的软而未钙化的细菌沉积物。其主要分布在近牙龈 1/3 的牙冠处和其他不易清洁的窝沟、裂隙、邻接面、龈洞表面等部位，包括光滑面菌斑、面点隙裂沟菌斑、邻面菌斑和颈缘菌斑。龈上菌斑的细菌主要为革兰阳性需氧菌和兼性菌，它们与龋病的发生、龈上牙石的形成有关；颈缘菌斑和邻面菌斑主要为革兰阳性球菌与丝状菌，与牙龈炎关系密切。对牙周组织产生危害的主要是龈缘附近的龈上菌斑。

2. 龈下菌斑　龈下菌斑位于龈缘以下附着于龈沟或牙周袋内根面上。它与牙周组织的破坏有密切的关系。龈下菌斑可分为附着性龈下菌斑和非附着性龈下菌斑两部分。附着性龈下菌斑从龈缘延伸到牙周袋，直接附着于牙根面和龈下牙石表面，与龈上菌斑相接，其细菌成分主要为革兰阳性球菌、丝状菌和少数革兰阴性短杆菌，与根面龋、龈下牙石、根面吸收和牙周炎有关。非附着性龈下菌斑直接与龈沟上皮或袋内上皮接触，是位于附着性龈下菌斑表面、结构松散的细菌群，细菌成分主要为革兰阴性厌氧菌、螺旋体和许多活动菌，与牙周炎发生和发展有密切的关系（图 5－1）。

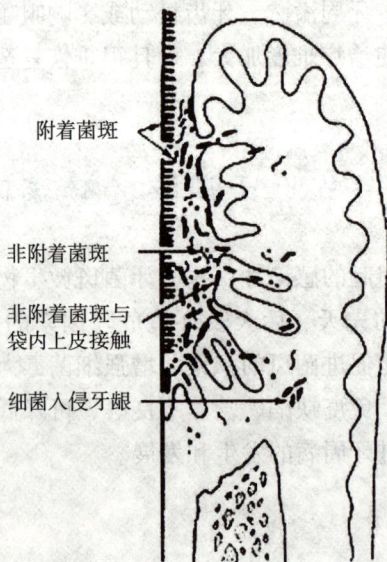

附着菌斑

非附着菌斑

非附着菌斑与袋内上皮接触

细菌入侵牙龈

图 5－1　龈下菌斑的分类

由上可见，不同菌斑有不同的特性，龈上菌斑与龈下菌斑中的细菌可能成为疾病过程的致病因素，是引起牙周病的始动因子。

（二）牙周细菌的致病机制

过去认为，在牙周炎早期，菌斑细菌本身没有直接侵入牙周组织，细菌的一些酶、毒素及毒性产物可进入牙周组织，引起牙周组织破坏。新观点认为，细菌直接侵入牙周组织也是牙周病发病的一个重要因素。细菌的抗原成分、各种酶、毒素及许多代谢产物，可直接刺激和破坏牙周组织，或引起牙周组织局部的炎性反应和免疫反应，并抑制宿主的防御功能。

口腔中大多数细菌属于口腔正常菌群中的一员，对人体无害，它们相互制约，与宿主之间维持着动态的生态平衡。当正常菌群间失去制约或与宿主之间失去平衡，菌斑细菌以及毒性产物能侵入牙周组织造成直接的破坏，或诱发宿主的免疫反应和炎症反应，对牙周组织产生间接的损害。它们归纳起来可分为以下四类：

1. 酶类　牙菌斑中很多细菌能产生各种酶，如胶原酶、透明质酸酶、核酸酶、蛋白酶，可以降解牙周的结缔组织，破坏细胞间质。

2. 细胞毒素　龈下菌斑中伴放线杆菌产生的白细胞毒素，二氧化碳噬纤维菌产生的抗嗜中性白细胞因子等，能抑制中性白细胞的趋化和吞噬功能影响牙周组织的局部防御机制。

3. 代谢产物　细菌代谢过程中产生的有机酸、硫化氢、有机酸、吲哚、毒性胺等，对牙周组织的细胞有毒性作用，可导致组织损伤。

4. 抗原成分　很多革兰阴性菌、螺旋体等产生的内毒素、黏性多肽等作为抗原，可引发宿主的炎症和免疫反应，引发牙周组织的炎症和免疫反应，造成牙周组织的破坏。

二、危险因素

牙周病的危险因素包括局部促进因素和全身影响因素两方面。

（一）局部促进因素

1. 软垢　也称白垢，为疏松地附着在牙面、修复体、牙结石和牙龈上的一种软而黏的沉积物，由活或死的微生物、脱落上皮细胞、白细胞、涎蛋白、脂类及少量食物碎屑混合堆积而成，通常附着在牙面的颈1/3处或难以清洁的区域。软垢对牙龈的刺激主要是其中含有大量的细菌及其产物。白垢可以通过刷牙、用力漱口和用水冲洗去除。

2. 牙石　牙石是一种在牙面或修复体表面沉积的以菌斑为基质的矿化或正在矿化的钙盐晶体，形成后不易除去。牙石根据其沉积的部位和性质可分为两种：①龈上牙石：位于龈缘以上的牙冠表面，又称唾石，来源于唾液，肉眼可直接看到；②龈下牙石：位于龈缘以下，附着在龈沟或牙周袋内的根面，肉眼不能直视，需要用探针才能查到，又称血石，来源于龈沟液。

牙石的致病作用主要有：

（1）菌斑细菌及其毒性产物的危害　牙石表面粗糙且多孔易有菌斑形成并吸附更多的细菌毒素，细菌及其毒性产物可引起牙龈炎症。流行病学调查显示，牙石与牙龈炎发生呈正相关。

（2）**机械性刺激** 牙石本身坚硬粗糙，对牙龈有机械性刺激作用，可损伤龈沟上皮并降低其抗病能力，当炎症发生后又可促进炎症的发展。

因此，牙石是牙周病发展的一个重要促进因子，在牙周病的预防和治疗中应首先清除牙石。

3. 食物嵌塞 在咀嚼过程中，由于各种原因使食物或纤维被咬合压力楔入相邻两牙的牙间隙内，称为食物嵌塞。根据食物嵌塞的方式可分为垂直型食物嵌塞和水平型食物嵌塞两种。食物嵌塞是导致局部牙周组织炎症与破坏最常见的原因。由于嵌入食物的机械性压迫作用和在其中繁殖的细菌的破坏作用，除导致牙周组织的炎症外，还可引起邻面龋、牙龈退缩、牙龈脓肿、牙槽骨吸收和口臭等。

4. 创伤殆 牙周组织的健康有赖于正常咬合力的刺激，当咬合力过大或方向异常，超过牙周组织的承受能力时，即可发生牙周组织的损伤。导致创伤的咬合状态称为创伤殆，例如牙的过早接触、过高修复体、牙尖干扰、夜磨牙，以及正畸治疗加力不当等。

单纯性的创伤殆只引起骨、牙周膜、牙骨质的改变，而不影响牙龈组织。去除病因后，牙周组织的变化可恢复；当牙周炎和创伤殆同时存在时，二者可发挥协同破坏作用，加重牙周组织的破坏程度。

5. 不良习惯 不良习惯可以加速牙周病的发生发展，可包括：

（1）**磨牙症、紧咬牙** 磨牙症是指不咀嚼或不吞咽的情况下，上、下颌牙不自主地磨动的现象，多发生于夜间熟睡时。紧咬牙是指在白天紧张、寒冷时或夜间熟睡时，不自主地用力咬紧牙的现象。二者可造成牙齿的严重磨损，加重牙周组织的负荷，造成食物嵌塞，或加重原有的牙周组织破坏。

（2）**偏侧咀嚼习惯** 可以使废用侧牙齿表面堆积大量的菌斑与牙结石，出现失用性牙周萎缩，从而引发牙周病。

其他不良习惯，如吸烟、咬硬物、不正确刷牙方法、口呼吸等，均可导致牙周组织的损伤。

6. 不良修复体 邻面充填体的悬突，修复体边缘不密合，活动义齿的卡环位置不当，基托边缘过紧，正畸治疗中矫治器制作不当等，不但直接压迫和刺激牙龈组织，而且影响菌斑清除，可加重原有牙龈炎症或引起牙龈增生。

7. 牙位异常与错殆畸形 牙的错位、扭转、过长或萌出不足等，均易造成邻面接触点位置改变或边缘高度不一致，有利于菌斑堆积，亦可造成创伤性殆、食物嵌塞等，促使牙周炎发生或加重。

（二）全身影响因素

20世纪80年代以来，大量的研究表明，全身因素在牙周病的发生、发展过程中起着十分重要的作用。全身易感因素作为牙周病的危险因素可降低或改变牙周组织对外来致病因素的抵抗力，增强牙周组织对局部刺激的反应，促进牙周病的发生和发展，同时对牙周组织的修复能力也产生一定的影响。

1. 内分泌因素 内分泌功能紊乱对牙周病的发生和发展有着严重的影响。

（1）**性激素与牙周组织的关系**　雌激素能让牙龈上皮过度角化，刺激骨形成和纤维组织形成；当性激素平衡失调时，可出现眼上皮萎缩、牙槽骨疏松。青春期、月经期或妊娠期的内分泌变化可影响牙周组织对病原刺激的反应，加重牙龈的炎症变化。

（2）**糖尿病与牙周病的关系**　糖尿病也是牙周病的危险因素，据调查，2 型糖尿病病人发生牙周病的危险性比无糖尿病者高 3 倍，由于糖尿病人的血管壁与基膜改变、胶原合成减少、机体的免疫调节能力与抗感染能力下降，使伤口愈合受到障碍，从而使牙周炎加重。

（3）**其他**　肾上腺皮质激素、甲状腺激素、甲状旁腺激素等分泌过多或不足也可使牙周病加重。

2. 宿主的免疫反应　免疫系统的功能是机体识别和清除体表或组织损伤的异物，属于人体的一种防御机能。目前在牙周病进展中，宿主的免疫反应作用已得到充分的肯定。牙周组织受到菌斑细菌刺激后是否发病，取决于细菌的侵袭能力和数量，也取决于机体的反应性。

牙周病的发生涉及一系列免疫反应和炎症过程，包括非特异性（先天性）反应和特异性（获得性）反应两大类。前者包括炎症反应，是抗感染的第一道防线，大多数致病菌在引起宿主感染前被清除。当第一道防线被突破后，机体的适应性或获得性免疫系统被激活，而消除致病菌。免疫反应在早期阶段属于保护性，在长期的牙周病变过程中，由于反应的复杂性和反应过程中产生的各种物质，会引起组织的损伤和破坏。在某些类型的牙周病中免疫反应占主要地位，如侵袭性牙周炎。

3. 遗传因素　牙周病不属于遗传性疾病，但某些遗传因素能增加宿主对牙周病的易感性，能改变机体对微生物的反应，决定牙周病的进展和严重程度。如侵袭性牙周炎多与遗传因素有关，患者往往有家族史，其父母子女均可患病。因此，一般认为遗传因素是牙周病的易感因素。

4. 营养因素　动物实验表明，缺乏营养和代谢障碍与牙周组织病的发生有一定关系：蛋白质缺乏可引起牙龈、牙周结缔组织变性、牙槽骨疏松；维生素 C 缺乏，结缔组织的新陈代谢受到影响，可出现牙龈出血、牙齿松动；维生素 D 缺乏可影响钙、磷代谢，使牙槽骨吸收或结构变疏松。

5. 吸烟　目前，许多研究证实了吸烟是牙周病的高危因素，同时与牙周炎的复发有关联，其共识是：①香烟燃烧时的热量对牙龈组织产生局部刺激，使牙龈呈慢性炎症状态；②牙面出现焦油沉积物，使菌斑和牙石堆积加快，影响牙周组织的健康；③吸烟能降低牙周组织对感染的抵抗力等。

总之，吸烟影响着宿主局部的血液循环、免疫反应与炎症过程。

第二节　牙周病的分级预防

牙周病预防的主要目的是消除致病的始动因子及促进疾病发展的危险因素。目前预防与控制牙周病唯一简便有效可行的方法是由个人用口腔保健工具进行牙菌斑的控制，并由接受过训练的人员对龈上牙石和龈下牙石进行彻底清除，每隔 6～12 个月定期接受口腔医师的检查与维护。

根据疾病的自然发展规律，牙周病的预防分为三级水平，包括五个亚级（表 5 - 1）。

表 5 - 1　牙周病的三级预防

一级预防		二级预防		三级预防
促进健康	特殊性防护措施	早期诊断治疗	防止功能障碍	康复
健康教育	训练控制菌斑方法	定期 X 线检查	治疗牙周脓肿	修复丧失的牙槽嵴和失牙，改善美观和功能
启发患者的主观能动性	有效的口腔卫生措施，刷牙、牙线、牙间清洁器	早期牙周损害的治疗、消除牙周袋	袋内刮治和根面平整	
定期口腔检查	去除不良修复体	促进所有牙周损害的治疗	牙周手术治疗	
口腔卫生训练	纠正不良习惯	治疗与牙周病有关的其他口腔病损	牙周固定	
足够的营养	回复牙龈组织的正常颜色、形态、韧性		拔除不能保留的患牙	
饮食调节	平衡咬合			
健康的生活条件				

目前对牙周病的预防主要包含以下几方面：①以健康教育为基础，增强个体对牙周病预防的意识，提高口腔组织自我保健与维护的能力；②养成良好的口腔卫生习惯，去除致病微生物，避免牙周支持组织遭受破坏；③提高宿主的防御能力，保持生理和心理健康；④维持牙周治疗的疗效。

一、一级预防

（一）一级预防的概念

一级预防又称为病因预防，指的是在牙周组织受到损害之前防止致病因素的侵袭，或致病因素已侵袭到牙周组织，但尚未引起牙周病损之前立即将其去除。

（二）一级预防的目的

一级预防的目的通常包括以下两个方面：①减少人群中牙周病新病例的发生，对群体进行口腔健康教育和指导，最终清除菌斑和其他刺激因子；②帮助人们建立良好的口腔卫生习惯，掌握正确的刷牙方法，同时提高宿主的抗病能力。

（三）一级预防的方法

一级预防主要采用的方法有：

1. 积极开展口腔健康教育和指导，让人们掌握基本的口腔卫生知识。

2. 启发和鼓励人们进行自我口腔保健，维持牙周组织健康。

3. 预防保健措施与定期专业治疗相结合。一般健康人要达到预防牙周病的目的，每年需要 1~2 次专业技术人员的牙周洁治。

4. 加强对高危人群的监测，青春期和妊娠期是牙周病特别是牙龈炎发生的高危期，除了积极调整内分泌平衡外，还需要注意对高危人群进行正确的口腔保健方法指导和专业性的口腔卫生护理，定期口腔检查，进行常规的牙周冲洗和洁治。

二、二级预防

（一）二级预防的概念

二级预防亦称为"三早预防"，是指在牙周组织发生损害的初期阶段，早期发现、早期诊断、早期采取有效的治疗措施，减轻疾病的严重程度，控制其继续发展。

（二）二级预防的方法

二级预防主要采用的方法有：

1. 组织牙周病的普查或定期的口腔检查。

2. 积极治疗牙龈病变，预防疾病的发展。

3. 对牙周病患者须去除致病因素，并进行定期追踪。

三、三级预防

（一）三级预防的概念

三级预防指的是牙周组织的病变已发展到较严重的程度，应采用各种药物和复杂的牙周治疗，最大限度地治愈牙周组织病损，防止牙周组织功能障碍。

（二）三级预防的方法

在牙周病的晚期，患者的牙周组织破坏较为严重，预防继发病或后遗症，重建正常的牙周形态与功能，需要进行彻底的综合治疗，如牙周植骨术、引导性组织再生术、义齿修复失牙与相关的全身性疾病治疗等，并通过定期随访和口腔健康的维护，预防疾病的复发，同时恢复口腔的功能。

总之，牙周病的预防需要口腔健康教育、口腔卫生宣传和具体口腔预防措施相结合，但是其效果更有赖于患者对个人和家庭口腔卫生措施的坚持和正确实施。二级和三级预防属治疗性措施，防止疾病的发展；而一级预防是去除致病因素，预防疾病的发生，其意义更为重大。

牙周病的自我察觉

刷牙时刷毛上有血迹，咬食物时食物上有血迹，牙龈红肿，触碰易出血，说明有牙龈炎；牙齿有不同程度的松动，牙根暴露或牙龈红肿、有脓，口臭，说明已发展到牙周炎。出现以上情况需找口腔医生检查和诊治。

四、社区牙周保健

世界卫生组织（WHO）与国际牙科联盟（FDI）于1986年组成联合工作组，提出了"社区牙周保健"发展模式，并按重点把牙周保健分成几种不同类型。这个模式重点把社区牙周保健分为基本急诊保健和四级水平保健。

（一）基本急诊保健

所有社区都需要设有针对牙周病急症患者的急诊服务。原则上，一般口腔与医疗急诊保健机构也可提供牙周急诊保健。其主要目的是缓解牙周病急性期引起的疼痛，如牙周急性脓肿，常根据社区保健机构的条件，提供或选择常用的治疗措施与急诊保健，包括龈下刮治、切开引流、拔牙与药物治疗。

（二）社区一级水平

社区一级水平是开展以增强牙周健康意识，提高自我保健信息为目的的社区教育项目。在实施教育项目时应做好计划，保证所提供的信息既清楚又无矛盾，并定期强化，同时所用的媒体应能覆盖大多数人群，包括促进自我评估与自我保健。自我保健应该建立在个人能对自己的口腔状态作出自我评估的基础上，如牙龈出血的原因及消除的方法。

开展口腔卫生指导的目的是通过对牙菌斑的控制来减少牙龈出血，降低牙周炎的患病率与严重程度，使人们了解牙周健康与身体健康的关系，意识到口腔保健应成为常规保健的一部分。

（三）社区二级水平

社区二级水平是帮助自我保健，即帮助个人达到清洁口腔的目的，用机械方法（刷牙）和化学方法（含洗必泰牙膏等）清除牙菌斑和牙结石。

（四）社区三级水平

社区三级水平包括一、二级水平，加监督、筛选与治疗。它是中度牙周问题的保健。

1. 监督　是世界卫生组织与国际牙科联盟 2000 年口腔保健 6 大基本目标之一。它是指建立和使用监督体制，监测健康与疾病的趋势。

2. 筛选　确定需进一步检查和专业干预的个人与特殊人群，筛选可确定对象，强化自我评估与自我保健项目。一般牙周筛选方法是用社区牙周指数进行定期检查。

3. 治疗　实施基础治疗，即去除龈下菌斑与牙结石。

（五）社区四级水平

社区四级水平指的是复杂的牙周保健，包括一、二、三级加复杂牙周治疗（根面平整的各种牙周手术）。治疗指征是牙周袋达 6mm 或 6mm 以上。

第三节　菌斑控制

牙菌斑是牙周病的主要致病因素，在除去后几小时内还会不断地在牙面上重新形成。因此，我们必须坚持每天彻底地清除菌斑，才能有效地预防牙周病的发生与复发。

要达到菌斑控制的目的，必须掌握对菌斑的临床评估方法，检查评价菌斑控制程度，才能彻底地去除菌斑以及准确评价菌斑控制的效果。

对于牙周病患者，除了基础治疗外，还必须掌握自我菌斑的控制方法，才能保证牙周病治疗的顺利进行以及维持疗效、防止复发。控制菌斑的方法有很多，一般将其分为机械性菌斑控制和化学性菌斑控制两大类。

一、菌斑显示

菌斑是无色、柔软的细菌性生物膜，黏附于牙面，颜色与牙齿相似，肉眼不容易辨认，一般可通过菌斑显示剂使菌斑染色而显示。

（一）菌斑显示的意义

要控制菌斑，就必须弄清菌斑在口腔内附着情况，菌斑显示常在以下两方面应用：一是临床口腔医师在指导患者口腔卫生时应用；二是患者为维护自己良好口腔卫生时应用。其意义是：

1. 作为显示牙面不洁状态的手段。
2. 作为检查、评价牙面清洁程度的手段。
3. 作为确定残留菌斑、提高口腔清洁技术的手段。

如刷牙前用菌斑显示剂了解牙面菌斑的分布情况，刷牙后可用菌斑显示剂来显示残余菌斑，根据菌斑残余的程度来检测刷牙的效果并指导其去除菌斑。

（二）菌斑显示的方法

菌斑染色剂主要用于刷牙方法的指导和评价口腔清洁的效果。应注意个别人对显示剂中的某些成分可能会发生过敏反应，故使用前应仔细询问过敏史。

菌斑显示剂有溶液和片剂两种剂型。液体菌斑显示剂的使用方法是将蘸有显示剂的小棉球涂布牙面上，停留 1 分钟后漱口。使用片剂时，在口内嚼碎 1 分钟，与唾液充分混匀，用舌涂布于牙面，反复活动 30 秒，然后漱口，菌斑就可被染色。牙面上无菌斑区则显示剂被冲掉，有菌斑区显示剂不易被冲掉而被染色。

二、菌斑控制的临床评估

菌斑显示的方法是检测口腔卫生好坏有力的助手，它能使人们亲眼看到自己口腔存在的主要致病因素，调动其自我口腔保健的积极性，主动使用清洁工具去除牙菌斑，提高菌斑控制的质量。

检查牙菌斑的记录方法有很多，最常用的是 O'Leary 的菌斑控制记录，是一种能反馈菌斑信息的指数记录卡，被国际上广泛采用，能帮助自我评价菌斑控制效果（图 5 - 2、图 5 - 3）。

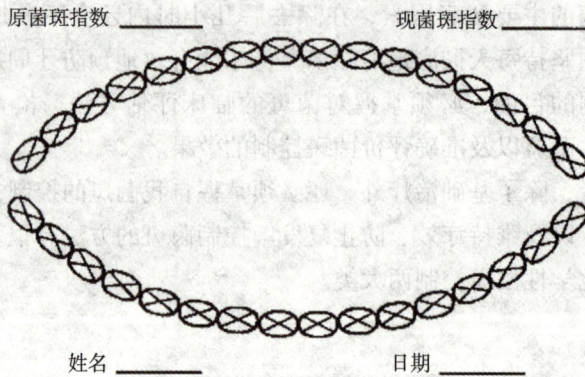

原菌斑指数 _____   现菌斑指数 _____

姓名 _____   日期 _____

图 5 - 2　菌斑记录卡

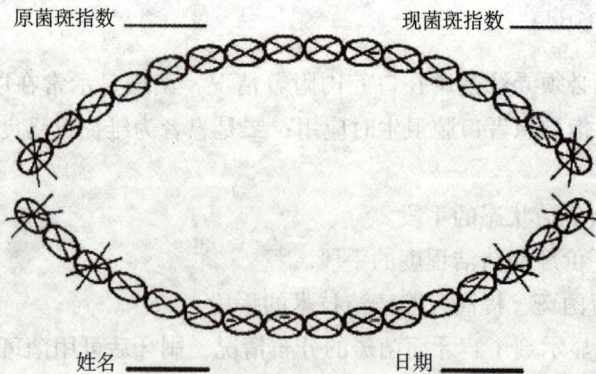

原菌斑指数 _____   现菌斑指数 _____

姓名 _____   日期 _____

图 5 - 3　菌斑控制效果图

记录方法：记录每个牙的 4 个面（唇侧、舌侧、近中、远中），所有显示有菌斑存在的牙面，要在记录卡中相应部位的格内用"—"表示；凡未萌出或缺失的牙，用"×"表示，无菌斑的牙面为空白。

计算方法：　　　　$$菌斑百分率 = \frac{有菌斑牙面总数}{受检牙面总数} \times 100\%$$

$$受检牙面总数 = 受检牙总数 \times 4$$

例如：受检牙数为28颗牙，检出有菌斑的牙面数为24，则：

受检牙面总数 = 28（牙）×4（面）= 112

菌斑百分率 = 24/112 × 100% = 21.4%

一般情况下，菌斑百分率在20%以下，可认为菌斑基本被控制；当菌斑百分率为10%或小于10%，可认为达到良好标准。

三、菌斑控制的机械性措施

机械性措施是使用刷牙、牙线、牙签、牙间刷、口腔冲洗器、牙龈按摩器、龈上洁治术与根面平整术等机械方法，去除牙菌斑、清洁牙面、保持口腔卫生的重要措施，是公认清除菌斑效果显著的方法。

（一）刷牙

刷牙是人们广泛应用的保持口腔清洁的方法，是机械性去除菌斑和软垢最常用的有效方法。刷牙不仅能有效地去除菌斑、软垢、食物残渣，而且刷毛能对牙龈起到按摩的作用，促进牙龈组织的血液循环，从而提高牙龈对有害刺激因子的抵抗力，增强牙周组织的防御能力，维护牙齿的健康。

正确的刷牙方法非常重要，如果刷牙方法不正确，不但不能达到清洁牙齿的目的，还会造成楔状缺损、牙龈退缩、牙根暴露等不良后果。另外，刷牙虽然是维护口腔卫生的有效方法，但有报道称单纯的刷牙只能清除50%左右的菌斑，特别是难以消除邻面菌斑。因此，除了要掌握正确的刷牙方法外，还需要采用一些特殊的牙间清洁器，如牙线、牙签、牙间刷等帮助去除牙间隙的菌斑及软垢。

1. 牙刷的选择与保管　　牙刷的种类繁多，有各自的特点。牙刷的选择主要考虑的因素有：①个人喜好，使用便利是牙刷选择的一个重要因素；②根据自己口腔内牙齿的排列情况，选择大小、形状、刷毛软硬适中的牙刷；③根据特殊需要选择，如牙周病患者、戴用矫治器或固定修复体患者应在医生的指导下选择专用牙刷。

牙刷在保管中要注意：①刷牙后，要用清水反复冲洗牙刷，去除牙刷毛间的食物残渣，并将刷毛上的水分甩干，刷头向上置于通风处。②牙刷应人手一把，不能共用，以防止交叉感染。③牙刷应定期用清洁剂消毒。尼龙牙刷不可用煮沸法消毒，以免受热使刷毛弯曲变形。在洗涤牙刷后，可在牙刷上加几滴肥皂水，数分钟后用清水冲洗后甩干。也可将牙刷插入3%过氧化氢溶液内浸泡数分钟，再用清水冲洗后甩干。④牙刷必须定期更换，一般应2~3个月更换一次牙刷。

2. 牙膏的选择　　牙膏是刷牙的辅助用品，通过摩擦作用，去除菌斑，清洁抛光牙面，使口腔清爽。在选择牙膏时应考虑下面的问题：

（1）了解牙膏中含何种摩擦剂　　理想的摩擦剂具有较强的清洁能力，对牙面无损伤，提供高度磨光，能防止色素再沉着。通常用硬性磨擦剂（常用碳酸钙），可有较好的洁白效果。对牙齿磨损严重，尤其是牙龈退缩牙骨质暴露者、牙周病患者应尽量使用含软性磨擦剂（如磷酸氢钙、二氧化硅）的牙膏刷牙。

（2）鉴别牙膏的质量　质量好的牙膏能使牙齿保持清洁、美观和健康。观察牙膏质量一般注意以下几点：①挤出来的牙膏稀稠适度，成圆条状；②膏体应该非常洁白（叶绿素牙膏呈淡绿色）；③挤出少许牙膏涂在玻璃上，用手指摊开，看是否有过硬的颗粒，以免影响牙齿健康；④挤一些牙膏在毛边纸上，用手指均匀摊开，然后从纸的背面观察有没有渗水现象，质量好的牙膏渗水很少。

（3）根据个人口腔卫生需要选择牙膏　牙膏大致分为普通牙膏、药物牙膏与含氟牙膏三大类，一般根据个人不同爱好及某些特殊需要来选择。

（4）几种药物牙膏应交替选用　口腔是人体四大菌库之一，寄生着300多种细菌，它们共生、竞争和拮抗，保持着菌群之间的相对平衡。如果长期使用药物牙膏，可以干扰口腔生态平衡，引起菌群失调或产生耐药性，故除含氟牙膏外的药物牙膏不宜长时期只使用同一种。

3. 刷牙方法　刷牙的方法种类很多，但没有一种刷牙法能适合于所有的人。不正确的刷牙方法如人们习惯采用拉锯式的横刷法弊病较多，不但达不到刷牙目的，反会引起牙体组织损伤。目前，国际上最受推荐的是巴斯刷牙法，旋转刷牙法为辅。

（1）巴斯刷牙法　又称龈沟法或水平颤动法，是预防牙周病最好的刷牙方法。它具有较强的清洁能力，能有效地清除牙颈部、龈缘附近及龈沟内的菌斑，特别是邻间区、牙颈部与暴露的根面区。巴斯刷牙法对牙龈有按摩作用，还能避免造成牙颈部楔状缺损及牙龈萎缩，适用于所有人群以及实施过牙周手术的病人。

1）刷牙要领：选择软毛牙刷，手持刷柄，将牙刷刷毛与牙面呈45°角指向根尖方向（上颌牙向上，下颌牙向下），轻按压使刷毛端进入龈沟和邻间区；或可以先将牙刷与牙长轴平行，刷毛指向根尖方向，然后稍作旋转刷柄，与牙面呈45°角；用轻柔的压力作前后向短距离（约1mm）来回颤动，至少颤动10次；重新放置牙刷，注意重叠放置，将牙刷移至下一组2~3颗牙，直至上颌下颌牙弓唇舌面的每个部位重复全面完成刷洗。前牙舌腭面如牙弓狭窄，可将牙刷竖放使刷毛垂直并指向和进入龈沟，对着牙长轴做短距离颤动；刷洗𬌗面时将刷毛紧压在𬌗面上，使毛端深入裂沟区作前后向短距离来回颤动（图5-4）。

2）缺点：如刷牙用力过猛可使短距离颤动变成强力摩擦而损伤龈缘；要掌握好敏捷的短距离颤动动作和45°角度，否则可能会引起龈缘的损伤。

（2）旋转刷牙法　又称拂刷法、竖刷法。旋转刷牙法操作简便，容易掌握，能有效去除菌斑及软垢，按摩牙龈增强其抗炎能力。旋转刷牙法适合于掌握巴斯刷牙法困难的人群，牙龈相对健康或牙龈退缩者。

1）刷牙要领：选用刷毛软硬适中的牙刷，手持刷柄，将刷毛与牙的长轴平行，并紧贴牙面，刷毛指向牙尖方向（上颌牙向上，下颌牙向下）；旋转牙刷使刷毛与牙面呈45°角（部分刷毛压在牙龈－牙齿交界处，部分压在牙龈乳头上，并压入邻间隙，可见

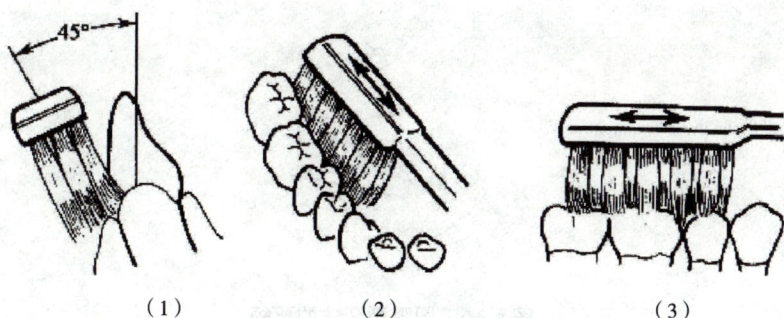

（1）　　　　　　　　　（2）　　　　　　　　　（3）

图5-4　巴斯刷牙法（水平颤动法）的要领

（1）刷毛以45°角指向根方，按压在龈－牙交界区，使部分刷毛进入龈沟和邻间隙

（2）用轻柔的压力，将牙刷头作近、远中方向短距离的颤动，10次

（3）咬合面略施力，使毛尖达到点隙窝沟，作前后方向颤动10次

牙龈发白）；作拂刷运动，刷上颌牙刷毛顺牙间隙向下，刷下颌牙从下向上，手腕转动使刷毛通过牙龈－牙齿交界区彻底去除牙菌斑，反复拂刷5次以上；刷洗舌侧面或腭侧面时，如前牙牙弓狭窄可将牙刷竖放，将牙刷的前端毛束部分压在牙龈上，顺牙间隙向外拉刷，至少反复5次；刷洗𬌗面时将刷毛紧压在𬌗面上并深入裂沟中，以水平方向作前后来回刷动作（图5-5）。

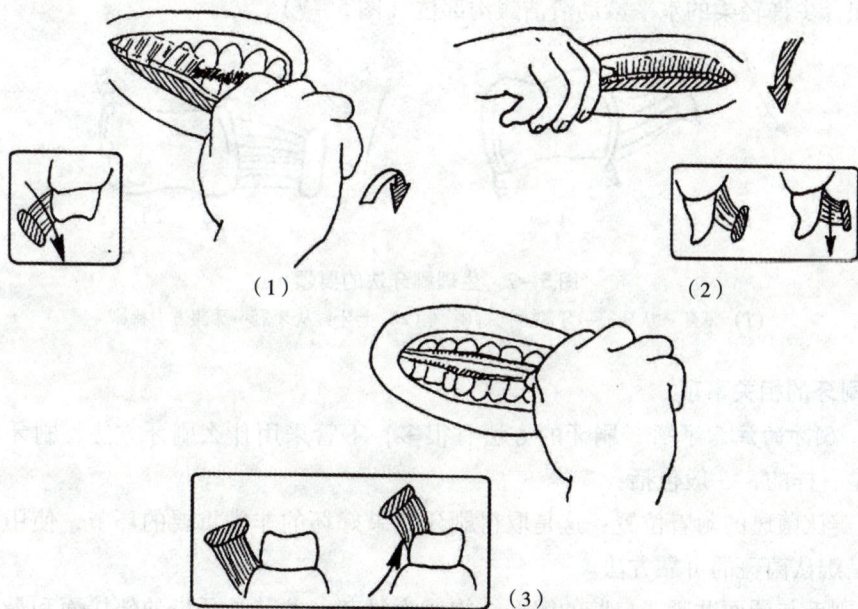

（1）　　　　　　　　　　　　　　　　　（2）

（3）

图5-5　旋转刷牙法的要领

（1）刷上颌后牙　　（2）刷上颌前牙　　（3）刷下颌后牙

2）缺点：刷牙转动较快，牙颈部1/3和邻面较难刷到。

（3）**圆弧刷牙法**　又称为Fones刷牙法。该刷牙法操作简便，容易被年幼儿童学习理解和掌握（图5-6）。

1）刷牙要领：选择刷毛较软的牙刷，在上下牙列咬合接触下将牙刷放入口腔前庭，

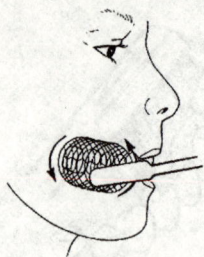

图 5 - 6   圆弧刷牙法的要领

刷毛轻轻接触上颌最后磨牙的牙龈区；以较快较宽的圆弧动作和很小的压力将刷毛从上颌牙龈拖拉至下颌牙龈，并逐渐向前移动刷洗；前牙切缘对切缘接触（即呈对刃𬌗），牙刷作连续的圆弧形颤动，上下牙舌侧面与腭侧面需往返颤动，由上颌牙弓到下颌牙弓。

2）缺点：邻面的清洁效果较差。

（4）**生理刷牙法**   又称 Smith 法，原理是类似咀嚼纤维性食物时，食物沿着自然流动渠道洗刷牙面的动作，能清洁牙面和刺激牙龈组织的血液循环，增进牙周组织健康。

刷牙要领：将牙刷刷毛与牙面接触，刷毛顶端指向冠方；沿牙面向牙龈方向轻微拂刷，并配合少许轻柔的水平颤动清洁龈沟部位（图 5 -7）。

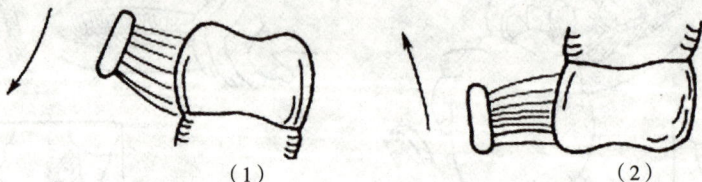

（1）   （2）

图 5 - 7   生理刷牙法的要领

（1）下牙：从牙冠→牙龈方向拂刷   （2）上牙：从牙冠→牙龈方向拂刷

4. 刷牙的相关事项

（1）**刷牙的注意事项**   刷牙的方法有很多，不管采用什么刷牙方法，刷牙的注意事项都是一样的，一般包括：

1）辨认菌斑的附着位置：这是取得刷牙效果好坏的非常重要的环节，使用菌斑显示剂则是辨认菌斑的可靠方法。

2）刷毛与牙面贴紧：口腔的解剖结构较为复杂，尤其是牙齿的邻接面和最后磨牙的远中面，最容易堆积菌斑。在刷洗时，需从一个方向或从不同的方向、角度，尽量把刷毛伸进并与牙面紧贴，才能进行彻底的清刷。

3）牙刷头的动作：仅使用一种刷牙的方法或动作，很难去净牙菌斑。为此，在刷牙时，使用刷毛像使用扫帚一样作清扫动作，并结合刷毛末端擦洗牙齿表面的基本方式，配合牙刷头的纵向、横向、旋转和颤动四种基本动作来完成刷牙过程。

4）适宜的刷牙力量：刷牙时不需用重力，重力可增加牙齿与牙龈损伤的机会。

（2）**刷牙的顺序** 所有的刷牙方法都要分区进行，一般将口腔分为上、下、左、右四个大区，每个大区又分为唇（颊）面、舌（腭）面与𬌗面三个小区，必须按照一定顺序系统刷牙，以免遗漏，能使每一牙齿的每个牙面洁净（图5-8）。

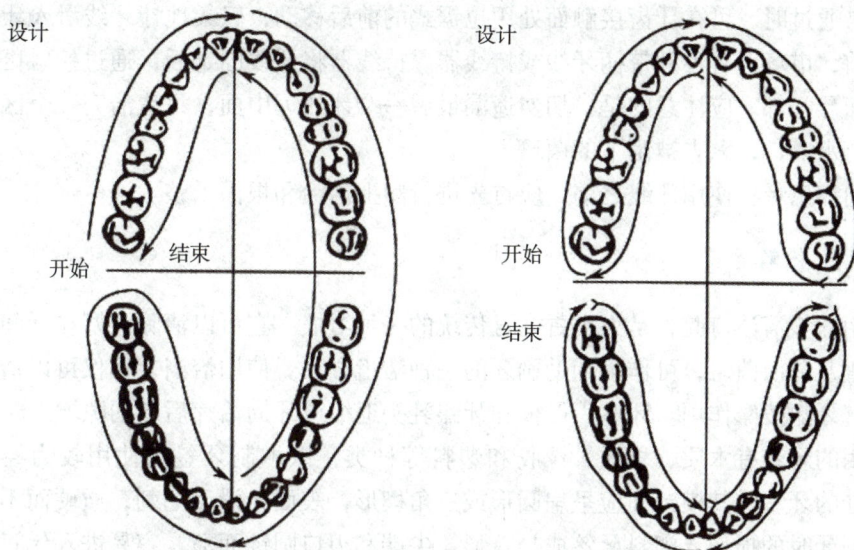

图5-8 系统刷牙顺序

每次牙刷放置的牙位一般占1~3颗牙面的距离，每个位置至少刷5~10次然后移至下一个刷牙位置，两个刷牙位置之间互相应有重叠，下颌牙唇、颊侧一般约为9个刷牙位，舌侧约为11个。可参考本书第二章第三节"牙刷刷牙位置的设定"（图2-11）。

（3）**刷牙次数和时间** 研究表明，菌斑的形成是很快的。在刷牙几小时之后牙面残留菌斑均已重新恢复到刷牙前水平，需要重新刷牙。为了控制牙菌斑，保持口腔的良好卫生状况，至少每天早晚各刷牙1次。菌斑对牙面的黏附较紧，用一般漱口的方法是不易冲掉的。若按一个牙面刷10次，刷完全口牙至少3分钟。睡眠时咀嚼、语言等活动停止，唾液分泌减少，睡前不刷牙则细菌更易繁殖，宣传和强调睡前刷牙是十分重要的。一般情况下，每日餐后和睡前各刷牙1次，且要特别注意刷牙质量。应主张采用333刷牙法，即每日刷牙3次，每次刷牙3分钟，刷洗3个牙面（颊、舌、𬌗面）。

（4）**补充刷牙** 口腔某些部位使用牙刷是无法清洁的，故应配合牙线或其他口腔卫生辅助用品，如需用牙线、牙间刷、牙签等加以补充。

另外，用牙刷刷洗舌背，也可用刮舌板进行清洁。清洁舌有助于减少口腔食物残渣与微生物数量，延迟菌斑形成与总体菌斑沉积，有利于整个口腔清洁。

（二）牙线

牙线是用棉、麻、丝线或涤纶线制成的，用来清洁牙齿邻面的一种非常有效的洁牙工具。它的主要作用是辅助清除刷牙不能达到的牙齿邻面或牙龈乳头处的菌斑、软垢及食物残渣。目前在欧美各国被广泛使用，值得提倡。

使用牙线的具体方法参见本书第二章第三节相关内容。

使用牙线时应注意，牙线通过接触点时，手指应轻轻施力，使牙线到达接触点以下的间隙并进入龈沟底以清洁龈沟区，但不要用力过大，以免损伤牙周组织。如果接触点较紧不易通过时，可在牙齿接触面处用拉锯式的前后移动，轻柔地让牙线滑入牙间隙。

目前，市场上有各种带柄牙线或持线器。持线器将牙线固定后，通过接触区，可清洁邻接面牙间部。应注意的是，切勿遗漏最后一个牙的远中面，每清洁完一个区段的牙后，用清水漱口，漱去被刮下的菌斑。

牙周病患者在使用牙线之前，应首先进行龈上洁治和根面平整。

（三）牙签

使用牙签清洁口腔，是人类古老且传统的一种习惯。它可以清除嵌塞在牙间隙内的食物残渣及邻面菌斑，可作为辅助刷牙的一种洁齿方法，使用恰当，不仅可以清洁牙间隙，还有牙龈按摩作用。牙签一般仅在牙龈乳头退缩或牙周治疗后牙间隙增大时使用。

常用的牙签有木质、竹质、橡胶和塑料等种类，以木制牙签的使用较为经济和普遍。较佳的牙签，其横断面应呈扁圆形或三角楔形，表面光滑无毛刺，质硬而不易折断以减少剔牙时的损伤。塑料牙签成匕首形，尖端和刃口圆钝而薄，容易进入牙间隙。

1. 牙签的使用方法　将牙签尖端指向殆方，以45°角滑行进入牙间隙，向殆方剔起或作颊舌向穿刺动作，牙签侧面摩擦牙面，清除邻面菌斑和嵌塞的食物，然后漱口。

2. 牙签的应用要点

（1）切勿将牙签插入健康的牙龈乳头区，以免造成人为的牙间隙。

（2）牙签的尖端不可垂直进入牙间隙，以免刺伤软组织破坏牙龈乳头的形状，影响美观。

（3）使用牙签时动作要轻，以防损伤龈乳头或刺伤龈沟底，破坏上皮附着。

（四）牙间刷

牙间刷状似小型的洗瓶刷，为单束毛刷，又称牙缝刷，对去除牙颈部和根面的菌斑比牙线和牙签更有效、更方便。牙间刷适用于龈乳头丧失的邻间区，以及暴露的根分叉区和排列不整齐牙列的牙邻面。

市场上供应的牙间刷有各种不同的形态和型号，分刷毛和持柄两部分。刷毛有瓶刷式和锥形的单撮毛式。

在使用的时候，选用合适的牙间刷插入牙间隙作来回摩擦动作，以清除根分叉、牙间隙、最后一个磨牙远中面等部位的牙菌斑。

四、菌斑控制的化学性措施

化学性措施是在实施机械性措施的基础上，配合化学药物有效地控制菌斑，达到预防和治疗牙周病的目的。一般药物需要依靠载体，如口香糖、牙膏、含漱剂、牙周袋冲洗液、缓释装置等才能被传送到牙周组织局部，起到控制菌斑、消除炎症的作用，常作为配合使用的方法。

研究显示，某些牙周病致病细菌对牙周组织的侵入能力较强，在机械性控制菌斑的基础上，配合化学药物能有效地控制菌斑，达到预防和治疗牙周病的目的。但如果不加区别地滥用抗生素就会增加细菌的耐药性，甚至有引起菌群失调的可能性，因此抗生素在牙周病治疗中的应用仅是一种辅助性措施。

作为控制菌斑的药物应具有以下特点：①能杀灭菌斑微生物或抑制其生长繁殖，对特异性致病菌有效；②性质稳定，不受口腔和菌斑中其他成分的影响；③快速杀灭微生物，不引起细菌的耐药性；④对口腔组织和全身无毒副作用；⑤不引起机体的变态反应。

常用的控制菌斑的药物有：

（一）洗必泰

洗必泰又称氯己定，为一种广谱抗菌剂。其主要用于局部含漱、冲洗和涂擦，也可用洗必泰涂料封闭窝沟或用含洗必泰的凝胶或牙膏刷牙。由于洗必泰化学结构稳定，毒性小，有较好的抗菌斑作用，长期使用不使细菌产生抗药性，已在牙周病和龋病的预防与治疗中广泛应用。

研究表明，洗必泰对人和动物毒性很低，口腔局部用药有较好的安全性，能抑制龈上菌斑和控制龈炎。有报道使用0.12%或0.2%洗必泰液含漱，每天2次，每次使用10mL含漱1分钟，可抑制菌斑形成达45%～61%，牙龈炎可减少27%～67%。

0.1%～0.2%洗必泰冲洗液用于洁治和刮治术后的龈下冲洗；用洗必泰制成缓释剂，置入牙周袋内，能使药物在局部长期维持有效的治疗浓度，增强疗效。洗必泰还可与甲硝唑配制成复方含漱剂，每日含漱3次，每次1分钟。10天后，牙颈缘菌斑涂片中螺旋体和杆菌比例明显下降。

使用洗必泰作为辅助性抗菌斑制剂时，建议连续用药不要超过两周，否则可能出现以下副作用：

1. 使牙齿、修复体或舌背出现染色，尤其是树脂类修复体的周围和牙面龈1/3处，有棕黄色的染色。染色一般沉积在牙表面，可通过打磨、刷牙或其他机械方法去除。

2. 洗必泰味苦，患者可能产生一过性味觉改变，必须加入矫味剂来改善。

3. 对口腔黏膜有轻度的刺激作用，少数患者会出现口腔黏膜上皮剥脱、灼痛及口干等，停药后均可消失。

（二）甲硝唑

甲硝唑是一种有效控制菌斑的药物，是抗厌氧菌感染的首选药，对牙周病致病菌有明显的抑制和杀灭作用。此药口服后，可在唾液、龈沟液内达到较高而持久的有效浓度，对牙周炎有很好的疗效。如长期服用，应注意观察可能出现的一些副作用，如恶心、胃肠道不适或一过性白细胞减少等。

甲硝唑含漱液对口腔黏膜无刺激，漱口液浓度为0.01%～0.03%，每天2～3次，能有效地抑制菌斑形成，改善牙龈炎症状况。如每日用甲硝唑含漱液含漱 2 ~ 3 次，对防治牙龈炎、牙龈出血、口臭、牙周炎均有良好效果。

用 0.5% 的甲硝唑溶液进行龈下冲洗，能消灭龈下菌群中的大部分专性厌氧菌，改善牙周炎症状况和牙周菌群的比例。

目前，甲硝唑的缓释药物或控释系统已研制成功，大大提高了局部用药对牙周病的治疗效果。

（三）替硝唑

为甲硝唑后研制出来的疗效更好、半衰期延长、不良反应减少的抗厌氧菌感染的药物。本产品口服后吸收迅速、完全，一般口服后 2 小时血药浓度达峰值，半衰期为 12 ~ 24 小时，不良反应少。

实验表明在用替硝唑含片治疗成人牙周炎时，其抑制革兰阳性厌氧菌作用强于甲硝唑。

（四）抗生素

在牙周病的治疗及辅助牙周病的预防中，局部和全身应用抗生素有不同程度的控制菌斑、消除炎症的效果。

1. 大环内酯类抗生素

（1）四环素 是治疗牙周炎最常用的抗生素，对革兰阳性及革兰阴性细菌、螺旋体、牙龈类杆菌、产黑色素类杆菌等均有抑制作用，尤其对局限性青少年牙周炎的疗效超过单独外科治疗。四环素还能抑制胶原酶的活性，阻止胶原纤维的破坏，促进牙周新附着的形成。口服四环素后，龈沟液中四环素的浓度是血液中的 2 ~ 10 倍。长期使用时需注意其副作用。

（2）螺旋霉素 为大环内酯类抗生素，对革兰阳性菌的抑制力较强，对革兰阴性菌也有一定的抑制作用，能有效地控制变链菌、黏性放线菌、产黑色素类杆菌及螺旋体。其对于急性炎症、牙周溢脓、出血者效果好，可使出血停止，溢脓明显减少，炎症消除。

2. 多西环素 多西环素对伴放线杆菌有特殊的抑制效果，对组织的穿透力较强，半衰期较长，因此用药剂量较小，可选作预防和治疗青少年牙周炎和控制牙周炎活动期的药物。

虽然某些抗生素对牙周疾病的治疗有较好的疗效，但是，长期使用可抑制口腔中正常菌群而导致菌群失调，并且可能产生耐药菌株。因此，在牙周病治疗中，使用抗生素要严格掌握适应证，应在牙周洁治和去除菌斑的基础上，给予抗生素作辅助治疗并定期复查，观察牙周软组织和牙槽骨的变化。

（五）牙周局部的药物控释系统

药物控释系统是一种含有药物的制品或剂型，它能通过物理、化学等途径将药物在某一时间内以恒定的速度向全身或局部连续释放药物，在较长时间能维持药物的有效浓度而充分发挥其疗效。

牙周病是牙周组织局部的感染，多主张局部用药，使药物直接到达病变部位而达到预防和治疗的目的。因此，上述药物一般作局部涂擦、冲洗、漱口或含于牙膏中使用，其缺点是药物在局部停留时间较短，不能发挥长效作用。利用控释系统将含有药物的控释装置放于牙周袋中，可使药物能持久缓慢地从制剂中释放出来，长时间维持药物的有效浓度。

第四节　控制相关局部因素

一、改善食物嵌塞

导致食物嵌塞的原因有很多，只有找出造成食物嵌塞的原因，才能采取相应的方法进行处理，纠正食物嵌塞。部分垂直型食物嵌塞可通过选磨法矫治，如牙面的重度磨损或不均匀磨损，可用刀状砂轮磨出发育沟形态，以重建食物溢出道，恢复牙的生理外形；或用小砂石尖重建及调整边缘嵴，恢复牙的外展隙，来消除和预防食物嵌塞。也可以根据不同情况采用制作修复体、邻殆面充填、拔牙及矫治牙列不齐等方法。对于水平食物嵌塞，可考虑用牙线、牙签剔除或应用食物嵌塞矫治器。

二、纠正不良习惯

加强口腔健康教育，引导人们改变不良习惯。不良习惯也是错殆畸形最常见、最主要的原因，亦可导致牙周组织的损害。根据不同年龄，可采取说服教育，并适当应用矫治器，帮助儿童纠正不良习惯。

（一）宣传戒烟

吸烟对牙周组织的损害应引起广泛关注。有试验表明，在口腔健康教育中加入戒烟内容是保护牙周健康的有效辅助措施。故应大力宣传戒烟，改革烟草生产工艺，减少烟气中的有害成分，减少和消除吸烟对牙周组织造成的危害。

（二）除去磨牙症

磨牙症与牙周炎关系较密切，应制作殆垫矫治顽固性磨牙症，并定期复查。

（三）纠正单侧咀嚼

单侧咀嚼可造成失用性牙周萎缩、牙槽骨骨质疏松、失用性牙石和菌斑，导致牙龈炎。应找出单侧咀嚼的原因，治疗或修复废用侧缺损或缺失的牙齿，恢复双侧咀嚼。

（四）去除其他不良习惯

一些不正确的剔牙方法、咬硬物、口呼吸、伸舌、吮指等不良习惯，都可能影响牙周组织的健康。应采取说服教育予以改正或应用矫治器给予矫治纠正。

三、预防、矫治错殆畸形

错殆导致的牙齿排列不齐，可引起菌斑滞留、咬合不平衡，最终导致牙周组织损伤。因此，对错殆畸形进行预防和矫治是治疗和预防牙周病所必要的手段。

（一）错殆畸形的预防

1. 加强口腔知识的普及宣传工作，及早纠正儿童的不良习惯，减少错殆畸形的发生。
2. 改变饮食结构，多吃粗硬、纤维多的食物，有利于颌面部组织的正常生长发育。
3. 预防和治疗龋病，保持乳牙牙体完整。
4. 消除替牙障碍，及时拔除影响恒牙异位萌出的多生牙、滞留的乳牙。
5. 定期检查，及时发现并矫治已经发生的各种错殆畸形。

（二）正畸治疗时的注意事项

1. 设计和加力要恰当，避免对牙周组织造成伤害。
2. 随时观察矫治牙的动度，一旦发现咬合创伤，应立即纠正。
3. 矫治器的位置安放要适当，以免对牙龈产生损伤。
4. 矫治过程中实施严格的菌斑控制措施，以预防牙周病的发生。

四、咬合调整

（一）咬合调整的概念

咬合调整是通过磨改牙齿的外形（包括创伤性牙尖或边缘嵴）以消除早接触与创伤殆，建立有利于牙周组织修复和健康的咬合关系，减少对牙周组织的创伤。咬合调整适用于因殆干扰或早接触而引起的咬合创伤的病例。调殆一般是在控制了牙周炎症的基础上进行。在炎症期有些牙出现移位，当炎症消退后，患牙又有轻度的复位，因此，此时调殆更准确。

（二）咬合调整的步骤和注意事项

咬合调整时应先查出早接触牙、早接触关系和早接触点，根据正中殆和非正中殆时是否有早接触点确定调磨牙尖、牙窝还是牙尖斜面。每个早接触点磨改后，因为原有的咬合关系已经改变，必须重新检查确定新的早接触位，直至完全消除。

咬合调整应做到以下几点：
1. 磨改牙齿后必须将牙面打磨抛光，以免牙面粗糙利于菌斑沉积。
2. 咬合调整暴露的牙本质，应进行脱敏治疗。
3. 对有牙周袋的患牙进行磨改后，应冲洗牙周袋，以免调磨的碎屑进入袋内造成感染。

4. 调磨可以分次进行，磨改后嘱患者注意调殆疗效，以利下次磨改。

五、修复缺失牙

通过修复缺失牙，使咬合力能分散于各个牙齿，以减轻余留牙的负荷，有利于组织的康复。需要强调的是修复治疗应在消除菌斑、牙石，控制炎症的基础上进行。

六、正畸矫治

正畸治疗是通过对牙施加适宜的力，使该牙向预期的方向移动，牙周组织同时进行改建，使移位的牙复位，从而消除创伤性殆，牙周组织得以修复和愈合。正畸治疗必须在牙周炎症被控制，致病因素已消除，患者已掌握菌斑控制的方法并愿意在正畸治疗期间认真执行时进行。

七、松牙固定术

牙周病的主要症状之一是牙齿松动，在处理松动牙之前应找出原因并消除之。一般来说，经过基础治疗，炎症消除并建立平衡殆后，多数患牙的松动度能减轻，对消除病因后仍松动之牙应给予固定。

松牙固定术是通过牙周夹板将松动的患牙连接，并固定在健康稳固的邻牙上，形成一个咀嚼群体，当其中某一颗牙受力时，殆力就会同时传递到被固定的相邻牙的牙周组织，从而分散殆力，减轻患牙的负担，调动牙周组织的代偿能力，为牙周组织的修复和行使正常的功能创造条件。

八、牙周洁治术

牙周洁治术是用器械除去龈上牙石、菌斑，并磨光牙面，以延迟菌斑和牙石再沉积。牙周洁治术是各型牙周炎最基本的治疗方法，通过彻底清除菌斑、牙石，可使绝大多数的单纯性龈炎治愈，同时也是各种牙周病的复杂治疗以及口内其他手术的术前准备。大量的研究已证明，对于已接受过牙周治疗的患者，在维护期内除了进行持之以恒的自我菌斑控制外，定期（一般为6个月至1年）作洁治清除菌斑、牙石，是维护牙周健康、预防龈炎和牙周炎发生或复发的重要措施。

第五节 提高宿主抵抗力

全身因素关系到牙周组织对局部刺激因素的反应，影响着牙周组织破坏的严重程度和修复能力。因此，牙周病的预防不仅要消除和控制局部刺激因素，还需要提高机体的抵抗力。

一、积极治疗与牙周病发生有关的全身性疾病

积极治疗血液病、糖尿病、遗传性疾病与妊娠期性激素失调等。这些疾病均可降低

宿主对局部刺激的抵抗力，在积极治疗的同时应加强个人口腔卫生。

二、合理的营养

牙周组织和其他组织一样需要适当的营养，以维持组织的正常代谢和修复功能。因此，在日常膳食中注意补充富含蛋白质，维生素 A、D、C 及钙和磷的营养物质，可增强牙周组织对致病因子的抵抗力和免疫力。

三、消除精神因素，积极锻炼身体

消除精神紧张因素和锻炼身体，提高牙周组织的抗病能力。

四、提高牙周组织的抵抗力

彻底去除菌斑牙垢并进行牙龈按摩，正确的刷牙及牙龈按摩能够促进牙周组织的血液循环，提高牙周组织的局部抵抗力。

综上所述，牙周病的预防必须采取自我口腔保健与专业性防治相结合的综合性措施，才能消除引起牙周病的始动因子——菌斑微生物及其毒性物质，控制其他局部因素对牙周组织的影响，提高宿主的抗病能力，降低牙周组织对疾病的易感性。

小　结

牙周病是口腔常见疾病之一，是造成牙齿丧失、破坏咀嚼器官的重要原因。牙周病是由病原微生物引起的感染性疾病，牙菌斑是始动因子。局部促进因素包括牙石、创伤殆、食物嵌塞、不良习惯、不良修复体、错殆畸形；全身易感因素如内分泌紊乱、遗传因素、宿主的免疫炎症反应等，也起到促进牙周病发生和发展的作用。

牙周病的预防包括三级预防和社区牙周保健。菌斑控制是最重要的预防方法。机械性控制菌斑的措施包括：刷牙，使用牙线、牙签、牙间刷及橡胶龈按摩器，龈上洁治术及根面平整。药物方法包括洗必泰、甲硝唑、替硝唑等。控制相关的局部因素和提高宿主的抵抗力也是牙周病预防的有效措施。

目标检测

一、名词解释

1. 菌斑控制
2. 社区牙周保健

二、填空题

1. 社区牙周保健包括_____、_____、_____、_____和_____的

模式。

2. 机械性菌斑控制方法主要有：_____、_____、_____、_____等。

3. 牙菌斑分为_____和_____两种，其中与牙周病关系密切的菌斑是_____。

4. 牙周病的病因包括的三方面因素分别是_____、_____与_____。

三、单项选择题

1. 下列哪项不属于牙周病的二级预防内容（　　　　）
   - A. 训练控制菌斑的方法
   - B. 去除菌斑牙石
   - C. 牙周手术
   - D. 松牙固定
   - E. 根面平整

2. 刷牙时常常不易清洁的部位是（　　　　）
   - A. 牙颈部
   - B. 邻接面
   - C. 后牙远中面
   - D. 下前牙舌侧
   - E. 上后牙颊侧

3. 以下哪种方法没有去除菌斑的作用（　　　　）
   - A. 牙签
   - B. 牙间刷
   - C. 漱口
   - D. 氯已定漱口液
   - E. 牙刷

4. 刷牙方法不当可以造成（　　　　）
   - A. 菌斑增多
   - B. 牙龈退缩
   - C. 口气清新
   - D. 牙列不齐
   - E. 牙齿增白

四、简答题

1. 简述牙周病的三级预防。
2. 简述社区牙周保健的模式。
3. 试述刷牙的常用方法及刷牙时的注意事项。

第六章　错𬌗畸形的病因与预防

■ 知识要点

1. 错𬌗畸形的临床表现和患病率。
2. 错𬌗畸形的病因。
3. 错𬌗畸形的预防和早期矫治。

第一节　概述

一、错𬌗畸形的概念

儿童在生长发育过程中，由于先天的遗传因素或后天的环境因素，如疾病、口腔不良习惯、替牙异常等影响了牙、颌骨、颅面的正常发育，导致牙齿排列不齐、上下牙弓间的𬌗关系异常、上下颌骨大小形态位置异常等，称为错𬌗畸形。

二、错𬌗畸形的临床表现

错𬌗畸形的临床表现多种多样，有的仅简单表现为个别牙的错位，复杂的可表现为牙弓、颌骨及颅面的畸形。

（一）个别牙错位

包括牙的唇向错位、颊向错位、舌向错位、腭向错位、近中错位、远中错位、高位、低位、转位、易位、斜轴等（图6-1）。

个别牙错位常同时发生两种或两种以上的错位，如上颌尖牙出现唇向-低位-斜轴错位等。

（二）牙弓形态和牙齿排列异常

1. 牙弓狭窄、腭盖高拱。
2. 牙列拥挤。
3. 牙间隙。

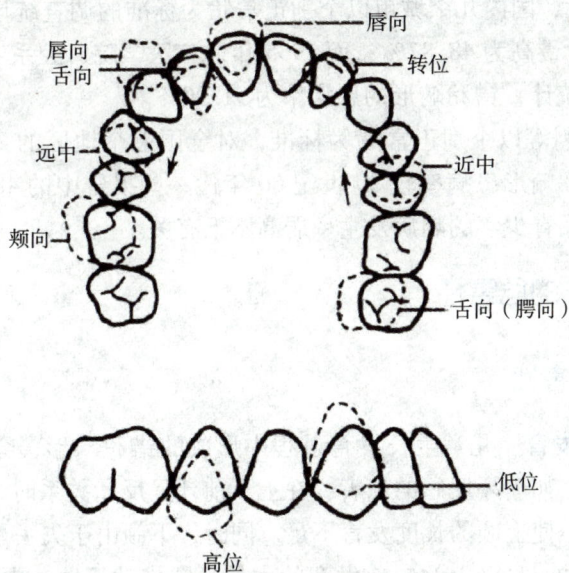

图 6 - 1　个别牙错位

（三）牙弓、颌骨及颅面关系的异常

1. 前牙反𬌗。
2. 前牙反𬌗、近中错𬌗、下颌前突。
3. 前牙深覆盖、远中错𬌗、上颌前突。
4. 上下牙弓前突、双颌前突。
5. 一侧反𬌗、颜面不对称。
6. 前牙深覆𬌗、面下 1/3 高度不足。
7. 前牙开𬌗、面下 1/3 高度增大。

三、错𬌗畸形的患病率

　　错𬌗畸形是现代人中较为常见的口腔疾病，呈现出较高的患病率。国内外关于错𬌗畸形发病率的报告相差较大，这可能与各地区之间的种族、地理环境、经济条件、文化背景、饮食习惯等的不同有较大关系，也可能是采用的调查标准各有不同所致。

　　在错𬌗畸形应用的调查标准中，通常以个别正常𬌗或理想正常𬌗作为调查时的对照标准。

　　个别正常𬌗：指仅有轻微的错𬌗，但对于生理过程无明显妨碍者，都可列入正常𬌗的范畴。在这种正常范畴内的个体𬌗，彼此之间又有所差异，故称之为个别正常𬌗。

　　理想正常𬌗：是由安格尔（Angle）提出来的，即保存全副牙齿，牙齿在上下牙弓内排列得非常整齐，上下牙弓的𬌗关系非常理想，上下牙的尖窝关系完全正确，故称为理想正常𬌗。

20 世纪 60 年代，国内几个城市以个别正常殆为标准的调查统计，错殆畸形的患病率最低为 29.33%，最高为 48.87%；而 1955 年北京医学院口腔系毛燮均教授以理想正常殆为标准的调查统计，错殆畸形的患病率为 91.20%。

2000 年，傅民魁等以个别正常殆为标准，对全国七个地区的 25392 名儿童及青少年进行了调查，错殆畸形患病率较 20 世纪 60 年代一些报告中的 48% 上升了 20%，主要原因可能与儿童及青少年的龋病发生率居高不下有关。

四、错殆畸形的危害性

（一）局部危害性

1. 影响颌面的发育　儿童生长发育过程中形成的错殆畸形，会影响上下牙弓或上下颌骨的正常发育。如前牙反殆的患者，在上下前牙呈反殆关系时，下牙弓会妨碍上颌骨的正常向前发育，使上颌的长度发育不足。同时，下颌由于失去了前牙在正常情况下覆殆覆盖关系的制约，且受上颌向前发育的力量又会推动下颌，更加向前发育。这样，随着年龄的增长，上下颌骨相互影响而使畸形越来越严重。

2. 影响口腔的健康　牙列拥挤错位时，由于不易自洁可引起牙龈及牙周炎症，并好发龋齿。

3. 影响口颌系统的功能　严重的错殆畸形可影响口颌系统的正常功能，如严重下颌后缩、开唇露齿易造成口呼吸，影响呼吸功能；后牙锁殆可影响咀嚼功能；严重下颌前突则可造成吞咽异常；前牙开殆、严重下颌前突会造成发音异常等。

4. 影响容貌外观　各种类型的错殆畸形都会不同程度地影响容貌外观。

（二）全身危害性

错殆畸形不但会影响口颌系统的健康，而且也会对全身造成损害。严重的畸形时，咀嚼功能明显降低，可引起消化不良或胃肠疾病。此外，颜面的畸形不仅能影响外观，甚至会影响社交和职业的选择，造成精神和心理异常。

第二节　错殆畸形的病因

错殆畸形的形成因素及其机制是错综复杂的，其病因可分为遗传因素和环境因素两大方面。

一、遗传因素

一般来说，遗传因素通过两种途径形成错殆畸形：①可表现在牙的大小与颌骨的大小之间遗传性的不协调，导致牙列拥挤或牙间隙；②可表现在上下颌骨的大小或形状之间遗传性的不协调，导致殆关系的异常或颌骨位置关系的异常。

（一）种族演化

错𬌗畸形是随着人类的种族演化而发生、发展的。据调查统计资料表明，从古人类到现代人，错𬌗畸形从无到有，从轻到重，直到现在错𬌗畸形在现代人类中普遍存在（约占 67.87%）。这种现象是人类在几十万年的演化过程中，随着人类的不断进化，而导致咀嚼器官逐渐地不平衡退化的结果。

1. 人类基本行动姿势的改变　由于生活环境和生活方式的变迁，原始人的基本行动姿势由爬行逐渐变为直立行走，直立后身体重心的改变，为了头部的前后平衡，支持头部的颈背肌逐渐减弱，颌骨亦逐渐退化缩小，颅骨因脑量的增大而逐渐扩大，随着人类的不断进化，演化成了现代人类的颅面外形。

2. 食物性状不断发生改变　在人类进化的过程中，由于对火的认识和利用，食物由生到熟，由粗到细，由硬到软，食物性状不断发生改变，持续了数十万年。在这漫长的过程中，咀嚼器官的功能日益减弱，因而产生咀嚼器官日趋退化的遗传倾向。

3. 咀嚼器官的不平衡退化　人类在进化过程中，咀嚼器官的退化是不平衡的，即肌居先，颌骨次之，牙又次之。其演化的结果，导致牙量大于骨量，出现牙列拥挤畸形。

（二）个体发育

在现代人中，从个体发育来看，只有少数人牙排列整齐，而多数人则有不同程度的错𬌗畸形，这与双亲的遗传有关。

许多学者认为咀嚼器官以退化性性状的遗传占优势。有人发现，若父亲的上颌牙弓宽大，母亲的上颌牙弓狭窄，则子女的上颌牙弓多与母亲相似。反之，若父亲的上颌牙弓狭窄时，母亲的上颌牙弓宽大，则遗传表现与父亲相似。

在我国，遗传因素所致的错𬌗畸形约占错𬌗病因的 29.4%。常见的遗传性错𬌗有牙列拥挤、牙间隙、上中切牙近中扭转等。遗传性错𬌗的矫治是比较困难的，矫治的时机越早越好。

二、环境因素

错𬌗畸形的病因除遗传因素外，还有环境因素。环境因素可分为先天因素和后天因素。

（一）先天因素

先天因素发生在胚胎时期，但不一定具有遗传性。也可以这样认为，遗传因素都是先天的，而先天因素不一定都是遗传的。

1. 母体因素　在胎儿阶段，母体的营养不良，缺少胎儿生长发育所必需的钙、磷、铁矿物质及维生素 B、C、D 等，都可导致胎儿发育不良或发育异常。

妊娠早期母体患有风疹、内分泌功能失调、梅毒及其他传染病均可影响胎儿骨的钙化程度，导致牙的发育和萌出异常。

2. 胎儿因素 在胎儿发育的早期，其本身的内分泌腺已参与机体发育的调节，如垂体激素控制生长速度、甲状腺激素调节分化、胰腺激素影响新陈代谢等。

胎儿在母体内环境异常，如羊水压力失常、脐带缠绕、胎位不正等均可引起面部发育不对称或造成下颌发育障碍。

3. 常见的发育障碍及缺陷 胎儿在生长发育过程中，其口颌系统的形成出现障碍时，则会发生多种畸形。

（1）**额外牙** 牙的数目超出正常范围者称额外牙（又称多生牙），大多是由于牙胚发生时期发育异常或遗传因素所致。多生牙可发生在牙弓的任何部位，但最常见的位置是上颌中切牙之间，多呈锥形（图6-2）。多生牙可导致上中切牙间隙或邻牙的移位、牙列拥挤等。

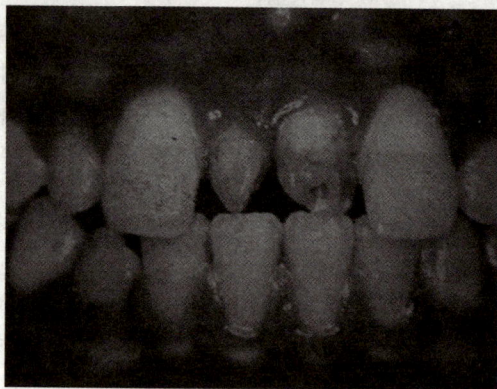

图6-2 上中切牙间多生牙

（2）**先天缺牙** 先天性缺失牙临床较为多见，多发生于恒牙列。先天性缺牙发生率的顺序依次为第三磨牙、下颌切牙、上颌第二前磨牙、下颌第二前磨牙及上颌侧切牙。也有先天性牙列缺失者，但较为罕见。

（3）**牙的大小形态异常** 牙齿过大或过小，均会导致牙量与骨量的不调，形成牙列拥挤或牙间隙等畸形。

（4）**唇系带异常** 婴幼儿时，唇系带较宽，附着低，随着牙的萌出，牙槽嵴增高，一般在10~12岁时，正常情况下其附着在距两上中切牙间龈缘上方3mm处。如唇系带不能自行萎缩，附丽点仍然过低，则可造成上中切牙间隙。

（二）后天因素

后天因素指的是婴儿出生后引起错殆畸形的环境因素。

1. 全身性疾病 某些急性或慢性疾病对身体健康都可有不同的影响，尤其在儿童时期更能影响牙、颌、面及其全身的生长发育。

（1）**急性或慢性传染病** 某些急性传染病如麻疹、水痘、猩红热等，可影响正常牙的钙化过程，造成釉质发育不全，甚至影响颌骨的正常发育。

慢性消化不良和结核病等长期消耗性疾病，能破坏机体的营养状况，妨碍颌骨的正常发育和牙的萌出替换，造成错𬌗畸形。

（2）佝偻病　据调查，患佝偻病的儿童约 70.8% 有不同程度的错𬌗畸形，其颌面部可表现为上颌弓狭窄、腭盖高拱、上前牙前突、牙列拥挤及开𬌗等畸形。

（3）内分泌功能紊乱　垂体和甲状腺等是与错𬌗畸形的发生有密切关系的内分泌腺体，它们的功能可直接影响到骨骼的生长发育。

垂体前叶功能不足，可引起垂体性侏儒症，患者除表现为身体矮小、头大手足小，其颌面部可表现为下颌骨发育不良、牙弓狭窄、乳牙根吸收缓慢而致乳牙滞留、替牙过程延迟等。垂体功能亢进，造成垂体性巨大症，患者容貌特殊，前额、颧骨及下颌均略前突，可能出现牙间隙、开𬌗及全牙列反𬌗等。

甲状腺的功能对牙和颌骨的发育影响较大。甲状腺功能亢进时，乳牙、恒牙早萌，乳牙根吸收缓慢，乳牙滞留，牙呈青白色。甲状腺功能不足时，可出现牙弓狭窄，下颌发育不足，牙列拥挤错位；牙萌出迟缓，乳牙滞留，恒牙牙根吸收，牙体发育不良，牙槽骨钙化不全等。

2. 功能性因素　正常的口腔功能会促进牙颌的生长发育，而异常的口腔功能会成为错𬌗形成的局部因素。

（1）吮吸功能异常　婴儿出生时，如为母乳喂养，能给予下颌以适当的功能性刺激，可使下颌从远中向前调至中性位置；如系人工喂养，由于哺乳姿势或奶瓶位置不正确，或人工奶头的穿孔大小不合适，或奶瓶内的食物过稠、过稀等，可使下颌前伸不足或前伸过度。

（2）咀嚼功能异常　咀嚼功能的充分发挥，是预防错𬌗畸形自然而有效的方法之一。儿童的食物，除应强调富有营养外，还应强调食品的物理性状要富含纤维素，具有一定的粗糙性和耐嚼性。食用一定硬度的食物，牙弓和颌骨可以得到正常的发育；反之，缺乏功能刺激，会使颌面部发育不足，牙弓发育不良。

（3）呼吸功能异常　慢性鼻炎、鼻窦炎、鼻甲肥大等可造成鼻通气不良，迫使口呼吸替代鼻呼吸，影响牙、颌、面的生长发育，形成上牙弓狭窄、上前牙前突或前牙拥挤。

3. 口腔不良习惯　口腔不良习惯是形成错𬌗畸形的主要病因之一，据有关资料统计，约占错𬌗病因的 1/4。

（1）吮指习惯　吮指是婴幼儿最初学会的神经反射的一种行为，出生 3 个月后的婴儿，大多有吮手指特别是吮拇指的动作，一般在 2 岁以后逐渐减少而自动消失。若 3 岁后仍有这种动作，则属于不良习惯。

吮拇指时，拇指含在上、下前牙之间，牙受到压力而成局部圆形小开𬌗。作吮吸动作时，两侧颊肌收缩导致牙弓狭窄、腭盖高拱、上前牙前突及开唇露齿（图 6-3）。吮小指或食指时，损害较小，一般只形成小开𬌗。

（2）舌习惯　舌习惯多发生于替牙期。

舌习惯可分为吐舌、舔舌及伸舌三种类型。①吐舌习惯：吐舌时舌尖常位于上下前

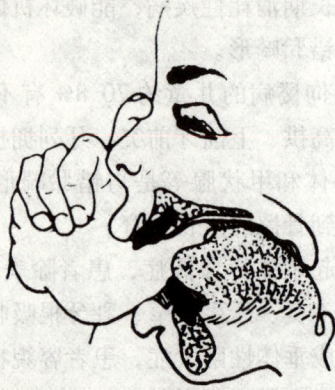

图6-3　吮拇指习惯

牙之间，可限制恒前牙不能萌至殆平面，形成局部开殆。由于舌体是两边薄中间厚，故前牙局部开殆的表现为两边小、中间大的梭形裂隙。②舔牙习惯：形成舔牙习惯时，舌尖常舔下前牙的舌面，舌肌向前的推动力加大，致使下前牙唇向倾斜出现牙间隙，甚至形成反殆。③伸舌习惯：舌向前伸，同时带动下颌向前移位，而舌尖又置于上下前牙之间，因此造成前牙开殆及下颌前突畸形。

(3) **唇习惯**　唇习惯以女孩较为多见，多发生于6~15岁之间，常因情绪不佳或模仿别人，久之形成咬唇习惯。

唇习惯包括咬下唇习惯、咬上唇习惯及覆盖下唇习惯，其中咬下唇者较多见。①咬下唇习惯：咬下唇时，下唇位于上、下前牙之间，造成上前牙唇向倾斜并伴有牙间隙，下前牙舌向倾斜则出现牙拥挤，在上下前牙间形成深覆盖。②咬上唇习惯：形成错殆的机制与咬下唇者相反，可造成前牙反殆等畸形。

(4) **咬物习惯**　多见咬铅笔或啃指甲等不良习惯，另有咬三角板、衣角、袖口、手帕、被角及枕角等。咬物通常固定在牙弓的某一部位，日久则可形成局部小开殆。

(5) **偏侧咀嚼习惯**　通常发生于乳牙后期，当一侧后牙有深龋或缺失时，久用另一侧行使咀嚼功能，形成偏侧咀嚼习惯。偏侧咀嚼时，下颌向咀嚼侧偏移，咀嚼侧出现对殆甚至反殆，颜面左右发育不对称。

4. 乳牙期及替牙期的局部障碍　乳牙期及替牙期时的局部障碍，常常导致错殆的发生。

(1) **乳牙早失**　乳牙在正常替换之前，因龋齿、外伤等原因丧失或拔除，称为乳牙早失。乳牙早失后，继替恒牙尚未萌出，由于缺牙间隙可因邻牙的倾斜移位而部分缩小或消失，使恒牙常呈错位萌出或埋伏阻生。

(2) **乳牙滞留**　个别乳牙逾期不脱落者称为乳牙滞留。乳牙牙根吸收不完全或完全不吸收，是发生乳牙滞留的主要原因。滞留乳牙的继替恒牙可由于萌出受阻而埋伏阻生，或错位萌出。

(3) **恒牙早失**　青少年时期，因龋病、外伤等，致恒牙过早缺失，称为恒牙早失。由于第一恒磨牙龋患率最高，易早失，可能引起严重的错殆畸形。

（4）**乳尖牙磨耗不足** 由于食物柔软或乳尖牙位置等原因，乳尖牙磨耗不足而高出𬴂平面，咬合时常产生早接触。下颌为了避开早接触自动向前或向侧方移位，形成假性下颌前突或反𬴂。

错𬴂畸形的病因是多个方面的，形成错𬴂畸形的机制较为复杂。在一种错𬴂形成的过程中，可能是单一因素的结果，也可能是多种因素共同作用的结果，因而形成错𬴂畸形的因素机制是错综复杂的。

第三节 错𬴂畸形的预防

一、早期预防

错𬴂畸形的患者若在早期得到防治，常可在较短的时间内，用较简单的方法得到矫正，取得理想的效果；相反，若没有进行早期防治，错𬴂畸形可能发展严重，给将来的矫治增加难度，甚至有的错𬴂畸形可能发展成为严重的骨性错𬴂，而需要成年后采用外科 - 正畸联合治疗。所以对错𬴂畸形进行早期诊断、早期预防、早期治疗十分重要。另外，应对儿童牙科医师及广大父母普及错𬴂畸形防治的基本知识，通过医生 - 患者 - 家长的配合，共同做好儿童的口腔卫生保健工作及错𬴂畸形的早期防治工作。

（一）胎儿时期的预防

为了防止错𬴂畸形的发生，在整个妊娠时期，母亲应注意营养、卫生，增强体质，提高全身免疫功能，保持愉快的心情。摄入含糖、蛋白质、脂肪以及钙、磷、铁等无机盐丰富的食物及多种人体必需的维生素，使胎儿在母体内正常生长发育。

妊娠早期应避免患急性发热性疾病，如流感等，有报告母亲在妊娠 3 ~ 4 个月患风疹，其胎儿畸形率可高达 15% ~ 20%，可能造成牙发育不全，唇腭裂，小头畸形，先天性心脏病等。另外，母亲应避免接受过量的放射线照射，避免摄入过量的烟、酒、咖啡和服用一些化学药物；否则，可妨碍胎儿在子宫内的正常生长发育，造成某些发育畸形。

（二）婴儿时期的预防

提倡母乳喂养，喂养的姿势为约 45°左右的斜卧位或半卧位，每次喂养时间约半小时。正确的喂养姿势和足够的喂养时间是婴儿正常吮吸活动的保障，因为在吮吸时，唇、颊肌及口周肌收缩，可刺激颌面部的正常生长发育。

如采用人工喂养时，应在妇儿科医师指导下进行。人工喂养时应注意：①奶瓶的位置应正确，不要过分压迫上、下颌骨，以免造成反𬴂或下颌后缩；②人工奶头最好使用解剖式的扁形奶头，使之与口唇外形吻合，不会泄露空气，奶头的穿孔不宜过大或过小，以保证有足够的吮吸功能活动，才能刺激面部的正常生长发育。

婴儿期应注意其睡眠姿势和一些不良习惯，应经常更换睡眠的体位与头位，以免因长期处于一种体位与头位，使头部受压变形而影响面颌的发育。吮拇指、咬唇或咬物等不良习惯，应尽早破除，否则会影响颌面部的正常生长发育。

（三）儿童时期的预防

1. 养成良好的饮食习惯 儿童的膳食应有一定的硬度，使其咀嚼系统能充分行使咀嚼功能，以促进牙颌系统的正常生长发育。应摄入富含蛋白质、脂肪及钙、磷等无机盐的食物，以及多种人体需要的维生素。

2. 防治疾病 早期预防和治疗慢性鼻炎和扁桃体肥大等呼吸道疾病，保持呼吸道通畅，避免用口呼吸，长期呼吸功能异常的患儿，可造成错𬌗。积极预防和治疗佝偻病、消化不良等全身性疾病，患儿的健康对口颌系统的发育十分重要。

3. 积极治疗龋病 应及时尽早地充填治疗患儿的乳牙龋，防止乳牙早失引起的错𬌗。

4. 重视心理的维护 儿童喜欢亲人的拥抱、抚摸、引逗等亲昵活动。通过这些活动，儿童生理上可以得到满足，从而有利于心理的健康；否则会影响身心及智力的发育，养成吮指、咬物等不良习惯，导致错𬌗畸形的发生。

5. 养成良好的口腔卫生习惯 临睡前避免吃甜食，建议使用含氟的防龋牙膏，以减少龋患的发生率。

二、乳恒牙早失早萌后的预防

早期预防是指在错𬌗畸形发生前采取的一些预防措施，可避免错𬌗的发生。

（一）乳牙脱落异常的预防

1. 乳牙早失

（1）原因 龋病、外伤、医生处理不当而过早拔除等。

（2）影响 当乳牙列完整时，正常的咀嚼活动可促进颌骨的正常生长发育，并保持恒牙胚在颌骨中的正确位置。如果乳牙早失，可导致邻牙向缺牙间隙侧倾斜移位，使缺牙间隙变小，从而导致恒牙的阻生或错位萌出。特别是第二乳磨牙早失，危害更大，常会造成第一恒磨牙近中倾斜，从而导致严重的错𬌗畸形。

（3）诊断 主要通过临床和 X 线片的检查。乳牙早失患者，当 X 线片显示后继恒牙牙根发育不到 1/2，牙冠𬌗面有较厚的骨质覆盖时，便可诊断为乳牙早失。

（4）处理原则 乳牙早失，一般应及时应用缺隙保持器维持间隙，保持牙弓长度以便后继恒牙萌出时有足够的位置。若第二乳磨牙早失，同时第二前磨牙先天缺失时，可不保持第二乳磨牙缺牙间隙，使第一恒磨牙近中移动占据第二前磨牙的位置。

（5）缺隙保持器的适应证 缺隙保持器适用于以下情况：①乳牙早失，X 线片显示其恒牙胚牙根发育不足 1/2，牙冠𬌗面覆盖有较厚的骨组织；②间隙已缩小或有缩小的趋势者；③一侧或双侧多数乳磨牙早失，影响患儿咀嚼功能者。

（6）缺隙保持器应具备的条件 缺隙保持器应具备以下条件：①能保持缺牙间隙

的近远中距离，维护牙弓的长度；②不妨碍牙及牙槽骨高度及宽度的发育；③不妨碍后继恒牙的萌出；④不妨碍咀嚼、吞咽、发音等口腔功能；⑤不损伤口腔软、硬组织；⑥能恢复一定的咀嚼功能；⑦结构简单，固位良好，制作容易。

(7) 常用的几种缺牙间隙保持器

1）丝圈式缺隙保持器：适用于个别乳牙早失的病例（图6-4）。

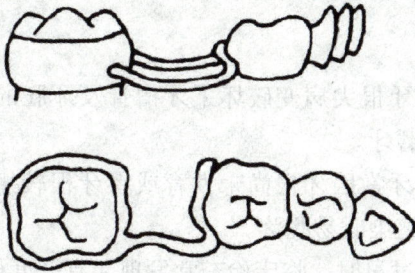

图6-4　丝圈式缺隙保持器

2）功能性缺隙保持器：该保持器能行使咀嚼功能，适用于多数乳磨牙缺失的病例。制作方法与一般的可摘局部义齿类似，但不需牙体制备，不用殆支托及颊侧基托。这种缺隙保持器既可以保持缺牙间隙，又可以恢复一定的咀嚼功能。

3）下颌固定舌弓缺隙保持器：适用于下乳尖牙早失的病例（图6-5）。

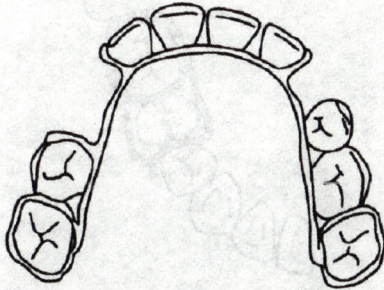

图6-5　下颌固定舌弓缺隙保持器

4）导萌式缺牙间隙保持器：若第二乳磨牙过早缺失，而第一恒磨牙尚未萌出，可在第一乳磨牙上制作带环或全冠，在其远中端焊接一带导面的丝圈，以保持第二乳磨牙的缺牙间隙，使第一恒磨牙随此导面萌出而不致错位。

2. 乳牙滞留

(1) 原因　多因后继恒牙胚的位置及萌出道异常，甚至先天缺失，致使乳牙根完全或部分未被吸收而滞留；或因乳磨牙严重龋坏致根尖周围感染造成牙根与牙槽骨粘连。

(2) 影响　常导致后继恒牙错位萌出或阻生。

(3) 诊断　临床检查乳牙逾期未脱，恒牙已开始萌出，常见下切牙、上侧切牙舌向萌出或上尖牙唇向萌出而相应的乳牙尚未脱落。X线检查可见：①乳牙根呈不典型吸收或牙根外形不规则，硬板不清晰；②后继恒牙牙根形成已超过1/2，殆面无骨组织覆盖；③无恒牙胚或恒牙胚有移位现象。

（4）**处理原则**　一是若继承恒牙已错位萌出，应尽早拔除滞留的乳牙；二是若后继恒牙先天缺失，且其他恒牙殆关系正常，保留滞留的乳牙。

（二）恒牙萌出异常的预防

1. 恒牙早萌

（1）**原因**　常由于乳牙根尖病变破坏了牙槽骨及牙胚的牙囊，而使后继恒牙过早萌出。恒牙早萌多见于前磨牙。

（2）**影响**　早萌的恒牙常因牙根尚未发育或者牙根较短，此类牙附着不牢，不能承担咀嚼压力，受外伤、感染时易脱落。

（3）**诊断**　恒牙萌出过早时，临床检查常发现牙有轻度松动，X线片显示其牙根长度发育不足1/3。

（4）**处理**　为了防止恒牙的早萌，应佩戴阻萌器。常用的阻萌器有两种：

1）固定阻萌器：该类阻萌器是在丝圈式保持器上加焊一根阻萌丝（图6-6），阻萌丝紧贴在早萌牙殆面的中央，其他部分与丝圈式保持器相同。

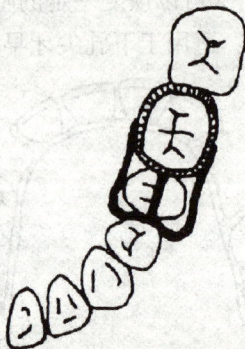

图6-6　固定阻萌器

2）可摘阻萌器：制作方法同功能性缺隙保持器，利用基托覆盖早萌牙的殆面，阻止其继续萌出。

在戴用阻萌器的过程中，应定期检查，若X线片显示早萌牙根部形成已达1/2时，可去除阻萌器。同时应注意口腔卫生，防止被阻萌牙发生龋病。

2. 恒牙迟萌、阻生及异位萌出
恒牙在应萌出的年龄不萌出而对侧同名牙已萌出时为迟萌；长期包埋在牙槽骨内不能自然萌出到正常位置的牙称为阻生牙。

（1）**原因**　主要包括：①滞留乳牙或额外牙使恒牙的萌出道受阻；②乳牙早失致邻牙移位，恒牙萌出间隙不足；③囊肿、牙瘤、牙龈纤维组织增生或骨组织致密妨碍了恒牙的萌出；④牙弓长度不足常引起第三磨牙阻生等。

（2）**影响**　恒牙迟萌常导致邻牙向迟萌牙的间隙倾斜及对颌牙伸长；阻生牙可致邻牙移位、病理性牙根吸收、龋病或继发性牙髓炎等。

（3）诊断　恒牙逾期未萌，X 线牙片显示恒牙牙根已大部分形成；若为阻生牙，其在牙槽骨中可出现位置异常。

（4）处理　尽早拔除滞留的乳牙、残根、残冠、额外牙，切除囊肿、牙瘤，去除致密的软硬组织。第三磨牙阻生多由于牙弓长度不足所致，一般选择拔除阻生的第三磨牙。

3. 恒牙早失

（1）原因　龋病、外伤、医生处理不当而过早拔除。

（2）影响　恒牙早失破坏了牙弓的完整性，邻牙向缺牙间隙侧倾斜、移位，对𬌗牙伸长，致𬌗关系紊乱。另外，恒牙早失可影响下颌运动，致使咀嚼功能降低等。

（3）诊断　根据临床病史，口腔检查和 X 线牙片可以准确地诊断恒牙早失。

（4）处理　恒牙早失的处理方法主要包括：①戴缺隙保持器，适时再做后续治疗；②采用正畸治疗以邻牙代替早失牙，免除终身戴义齿的不便；③成年后义齿修复。

三、错𬌗畸形的早期阻断性预防

阻断性预防是通过矫治对正在发生或刚发生的错𬌗畸形用简单的矫治方法阻断其发展，使其自行调整至正常𬌗或用矫治器引导其生长成正常𬌗。

（一）牙数目异常预防

1. 额外牙　又称多生牙，多见于混合牙列中，恒牙列中也有出现，但在乳牙列中罕见。多生牙可发生在牙弓的任何部位，但大多数位于上中切牙之间或腭侧，数目可为1 个或多个。

（1）原因　多为遗传因素或先天发育异常。

（2）影响　额外牙存在于牙弓中，常使正常的恒牙迟萌或错位萌出，造成错𬌗畸形，多表现为牙列拥挤。

（3）诊断　口腔检查可见形状异常的额外牙，恒牙错位，牙弓内数目较正常多。额外牙的形状多为圆锥形或结节状。

（4）处理　原则上应尽早拔除额外牙。若无恒牙明显错位，可进行观察让其自行调整。若个别牙反𬌗且反覆𬌗较深，应尽早使用𬌗垫矫治器或联冠斜面导板进行矫治。若额外牙位于腭侧，中切牙唇向错位时，可先拔除额外牙，观察其自行调整情况，必要时做可摘矫治器。

2. 先天缺牙　是牙胚在其发育过程中发生异常而使牙数减少。国内报道缺牙最多的位置为下颌第三磨牙、下颌切牙，其次为上颌侧切牙、下颌第二前磨牙和上颌第二前磨牙。

（1）原因　遗传因素，先天发育异常等，一般认为有家族倾向。

（2）影响　可引起邻牙向缺隙侧移动，出现牙间隙。下切牙先天缺失者，常导致下牙弓前段缩小，前牙部常表现为深覆盖。

（3）诊断　无拔牙史，X 线检查未见牙胚存在。

（4）处理　应作全面检查，根据患者侧貌、缺牙位置及错𬌗情况决定治疗计划。原则上对个别牙缺失的患者尽量选用后牙前移的替代疗法，而多数牙缺失的患者则应先集中间隙，再采用义齿修复的方法恢复牙列和咬合，以恢复其咀嚼功能。

（二）口腔不良习惯的防治

口腔不良习惯多是由于疲倦、饥饿、疾病及不安全感等复杂的生理、心理因素所引起的一种儿童无意识行为。对这类患者首先应采取心理治疗，通过说服教育，让其懂得不良习惯将来所造成的后果并自觉改正；同时改善周围环境，使患儿分散注意力。对自制能力较差的患儿，可采用矫治器矫治。

1. 吮咬习惯 此习惯常发生在婴儿时期，过早断奶或缺乏与家人交流情感而造成。

（1）**吮指习惯** 几乎所有的儿童在婴儿时期都有过吮指的行为，若这种行为持续到3岁以后仍存在，甚至加重，此时可认为属于口腔不良习惯。以吮拇指多见，其次为吮食指。吮拇指时，由于拇指放在上下前牙之间，可造成上切牙前突、下切牙内倾、前牙开𬹼；吮吸时由于颊肌的压力增大，可使上牙弓缩窄、腭盖高拱。吮咬食指的患者，可导致下颌过度前伸。

（2）**咬唇习惯** 咬上唇者，可导致前牙反𬹼；咬下唇者，可使下切牙内倾，上切牙前突，导致深覆盖；咬颊患者，可使上下牙弓狭窄；咬物时（如咬铅笔、啃指甲等），在咬物的位置上，常形成局部小开𬹼。

（3）**防治方法** 吮咬习惯的防治方法有下列几种：①注意改进喂养质量；②涂苦药于拇指或食指上，或戴手套、金属指套；③进行心理治疗、说服教育，让其自行纠正；④采用可摘或固定矫治器破除不良习惯（图6-7、图6-8、图6-9）。

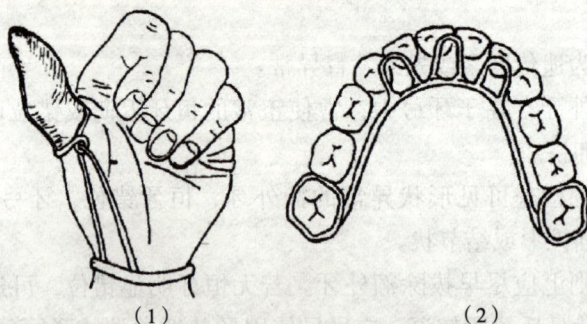

（1）　　　　　　　　　　　　（2）

图6-7　破除吮指习惯常用方法
（1）指套　（2）腭网矫治器

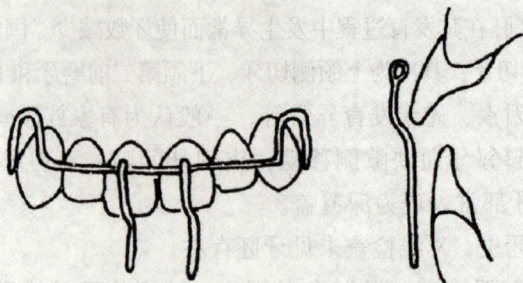

图6-8　唇挡丝破除咬唇不良习惯

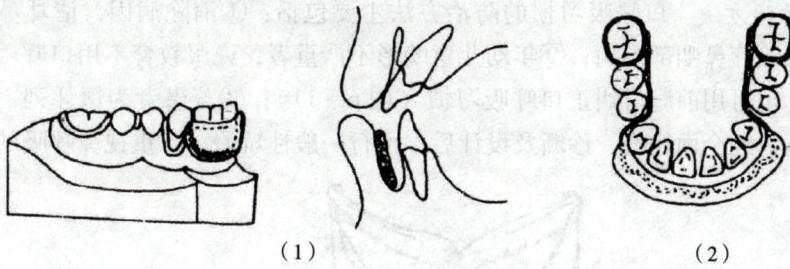

（1）　　　　　　　　　　　　（2）

图 6 – 9　唇挡矫治器
（1）可摘式唇挡　　（2）固定唇挡

2. 舌习惯

（1）**吐舌习惯**　患儿常将舌尖置于上下前牙之间，使前牙区形成梭形裂隙。

（2）**伸舌习惯**　者常将舌伸在上下牙列之间，舌尖位于口外，造成不同程度的开𬌗及下颌前突畸形。

（3）**舔牙习惯**　在替牙期，由于常舔弄松动乳牙及初萌的恒牙，易形成不习惯，多发生在前牙部位。恒牙萌出后，由于舔牙习惯加大了舌肌对前牙舌面的推动力，使前牙逐渐向唇侧倾斜，出现牙间隙。

（4）**防治方法**　舌习惯的防治方法主要有下列两种：

1）进行说服教育：采用心理矫治法使其自动改正不良习惯。

2）戴用破除舌习惯矫治器：一般多采用带舌刺的上颌可摘矫治器，在上后牙上制作卡环或邻间钩固位，基托前缘距前牙腭侧龈缘约 7mm，应不妨碍龈缘的血液循环畅通。在基托正对上前牙开𬌗的部位，包埋 4 ~ 5 根舌刺，以阻挡吐舌、伸舌。也可采用固定矫治器如腭网、腭屏等纠正吐舌和伸舌习惯（图 6 – 10）。还可在破除舌习惯矫治器上加双曲唇弓以关闭牙间隙。

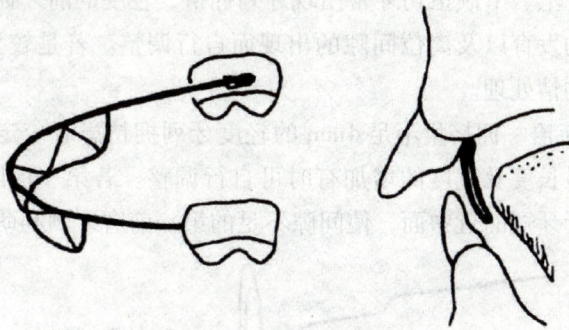

图 6 – 10　破除舌习惯的腭屏

3. 口呼吸习惯

（1）**临床表现**　口呼吸主要继发于鼻咽疾病，如慢性鼻炎、鼻窦炎、鼻甲肥大、腭扁桃体肥大等，使鼻呼吸道阻塞而长期用口呼吸。口呼吸可造成开唇露齿、唇外翻、上前牙前突、上牙弓狭窄、腭穹高拱、开𬌗及长面畸形等。

（2）**防治方法** 口呼吸习惯的防治方法主要包括：①消除病因，请耳鼻喉科医生会诊，积极治疗鼻咽部疾病；②年幼儿童畸形不严重者，说服教育不用口呼吸，晚上戴口罩睡觉；也可用前庭盾纠正口呼吸习惯（图 6-11）；③若患者为恒牙列，应具体问题具体分析，经全面检查、诊断及设计后，可行一般性矫治；④重视鼻呼吸的训练。

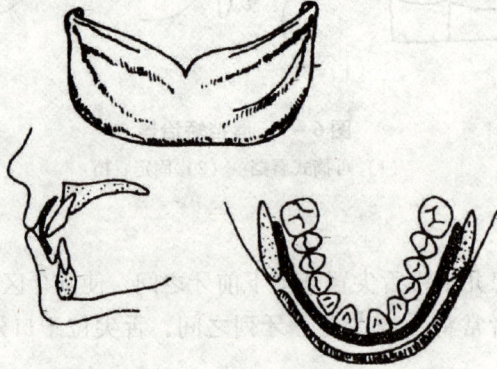

图 6-11 前庭盾

4. 偏侧咀嚼习惯

（1）**临床表现** 由于患儿一侧后牙龋坏未及时治疗形成残冠、残根而常用对侧后牙咀嚼。长期单侧咀嚼习惯可致面部左右侧不对称，甚至一侧后牙形成反𬌗，造成偏𬌗畸形。

（2）**防治方法** 积极治疗龋坏牙，拔除残冠、残根，修复缺失牙。教育患者必须双侧咀嚼。若为恒牙列，根据错𬌗畸形的程度进行一般性矫治。

（三）牙列拥挤的早期防治

混合牙列早期，上、下颌恒切牙常出现牙列拥挤，轻度的前牙拥挤可以随着恒牙的萌出，颌骨及牙弓的发育以及离位间隙的出现而自行调整。若是较为严重的前牙拥挤，则根据拥挤的程度酌情处理。

1. 轻度拥挤的矫治 拥挤量不足 4mm 的轻度牙列拥挤患者应定期观察，随着恒牙的萌出，颌骨及牙弓长度及宽度的增加有时可自行调整。若第一前磨牙萌出间隙不足，可以片切第二乳磨牙牙冠的近中面，使间隙不足的第一前磨牙顺利萌出（图 6-12）。

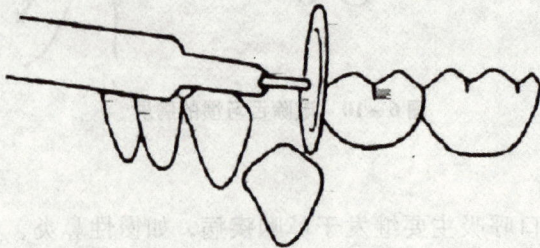

图 6-12 片切第二乳磨牙近中面，使间隙不足的第一前磨牙萌出

2. 中度拥挤的矫治　拥挤量为 4～8mm 的替牙期中度牙列拥挤的患者，一般不作早期处理，定期观察，待恒牙期酌情矫治。

3. 严重拥挤的矫治　对于拥挤量大于 8mm、严重的混合牙列拥挤并有家族史拥挤倾向的患者，在掌握全面诊断的基础上，可采用序列拔牙的方法，但矫治应十分谨慎。其具体步骤如下：

（1）拔除乳尖牙　当侧切牙萌出时严重拥挤、错位，约在 9 岁左右时拔除乳尖牙，让侧切牙利用拔牙间隙调整到正常位置。

（2）拔除第一乳磨牙　9～10 岁时拔除第一乳磨牙，使第一前磨牙尽早萌出。

（3）拔除第一前磨牙　序列拔牙的最终目的是拔除第一前磨牙，让尖牙萌出到第一前磨牙的位置上。

（4）定期检查　在采取序列拔牙的同时，必须至少每半年摄全颌曲面断层片一张，取牙殆模型一副。定期观察患儿的牙殆生长情况，根据需要随时调整方案。

由于序列拔牙法的疗程可达 3～4 年，难以取得患者的合作，且对儿童全身与颌骨的发育常常估计不足，再加上采取序列拔牙法的病例，一般不可能完全自行调整得很理想，常需等到恒牙列期时再进行必要的矫治。因此，很多学者不主张用此法来矫治牙列拥挤，宁可到恒牙列早期拥挤明确后，再作一次性矫治。

（四）反殆的早期矫治

前牙反殆为上下牙弓及颌骨矢状向不调的错殆，后牙反殆为上下牙弓及颌骨宽度不调的错殆。反殆可分为牙性反殆、功能性反殆及骨性反殆。

1. 乳前牙反殆的矫治　常为多数乳前牙反殆。多数乳前牙反殆一般为下颌过度前伸所致的功能性反殆或伴上下切牙错位，应及早矫治。一般到 4 岁左右便可取得患儿的合作，若治疗太晚（6～7 岁），乳牙根已开始吸收，常给治疗带来困难，很可能导致骨性反殆。

（1）调殆　适用于乳前牙反殆，对于反覆殆较浅的患儿，可采用调磨法矫治，即调磨下切牙切缘的唇侧部分、上切牙切缘的舌侧部分。应注意的是，还需调磨磨耗不足的乳尖牙。此法有助于下颌运动时无殆干扰而回到正常的位置，并训练患儿避免前伸下颌。

（2）下前牙塑料联冠斜面导板矫治器　用于功能性乳前牙反殆，反覆盖不大、反覆殆深的患儿。一般在 6 个下前牙上做下前牙联冠，向上伸一斜面到上切牙舌侧，斜面与上切牙长轴成 45°角，以引导上切牙向唇侧，下颌后退至正常位置。嘱进食吃饭时必须戴矫正器，一般 1～2 周，可解除反殆。

（3）上颌殆垫式可摘矫治器　适用于牙型或功能型，反覆殆中度，有足够后牙作抗基牙者。利用后牙殆垫解除前牙锁结关系，调整双曲舌簧推上前牙向唇侧。反殆一旦解除，立即调磨殆垫，7～10 天左右加力一次，戴矫治器进食，一般 3 个月可完成矫治（图 6－13）。

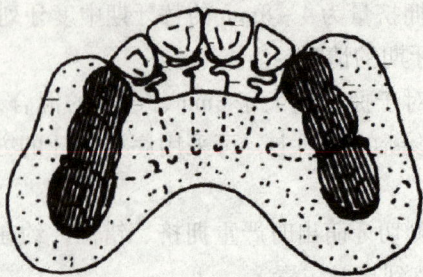

图 6 – 13　上颌殆垫式矫治器

2. 恒前牙反殆　可为个别前牙反殆，也可为多数前牙反殆。

（1）**咬撬法**　适用于个别前牙反殆，反覆殆浅，有足够间隙的患者。用压舌板矫正，先将压舌板修整至其宽度窄于反殆牙牙冠，将压舌板一端置于反殆牙的舌面，施力于压舌板的另一端，每天使用多次，每次 5～10 分钟，总时间为 1～2 小时，一般 2～3 周便可矫治反殆，也可采用斜面导板进行矫正（图 6 – 14）。

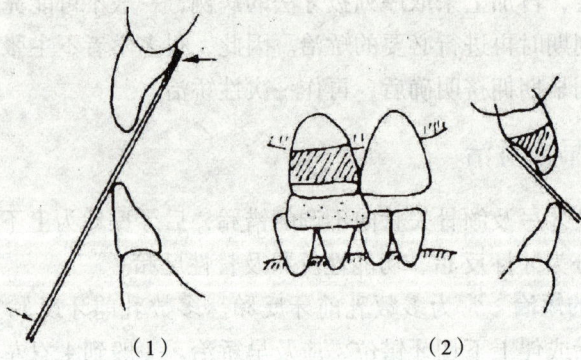

（1）　　　　　　　　　　　　　　　（2）

图 6 – 14　个别牙反殆的矫治

（1）压舌板咬撬法　　（2）斜面导冠

（2）**下颌殆垫式矫治器**　适用于下前牙唇向错位伴有牙间隙的前牙反殆患者。其利用殆垫解除锁结关系，双曲唇弓内收下前牙并关闭间隙，矫正前牙反殆。

（3）**上颌殆垫式矫治器**　适用于上前牙舌向倾斜并伴有轻度拥挤的反殆患者。其利用双曲舌簧开展上颌前部牙弓，矫正反殆，排齐上前牙。

3. 骨性反殆的早期矫治　骨性反殆常为上颌骨发育不足，下颌骨发育过度所致。

（1）**前方牵引矫治器**　适用于混合牙列期上颌发育不足，下颌位置前移或轻度发育过大的患者。口内设计为上颌殆垫式矫治器，增加固位卡环或邻间钩，基托盖过上颌结节。在尖牙远中放置牵引钩，每侧牵引力量 300～500g，方向向前下与殆平面呈约 30°角，促进上颌骨向前向下方向生长。

（2）**头帽颏兜矫治器**　适用于下颌前突、上颌后缩的患者。其口内设计同前（图 6 – 15）。

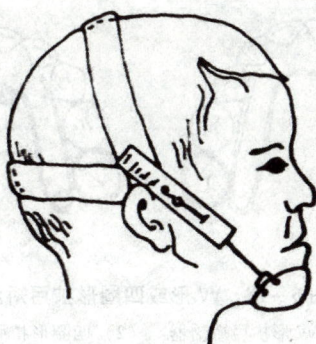

图 6 – 15　头帽颏兜矫治器

4. 后牙反𬌗的早期矫治

（1）**个别后牙反𬌗**　一般由于早接触引起，可采用调𬌗方法。

（2）**单侧后牙反𬌗**　调𬌗，改正单侧咀嚼的习惯，使用单侧𬌗垫式可摘矫治器（图 6 – 16）。

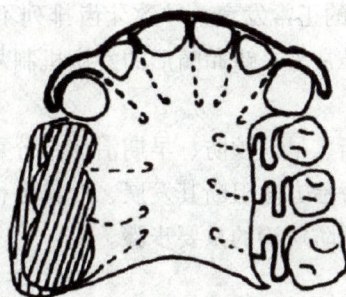

图 6 – 16　单侧𬌗垫式可摘矫治器

（3）**双侧后牙反𬌗**　调𬌗，双侧扩弓，可分别采用：

1）可摘矫治器：双侧上颌后牙平面𬌗垫，腭侧用分裂簧或螺旋扩大器，扩大上牙弓，改正后牙反𬌗（图 6 – 17）。

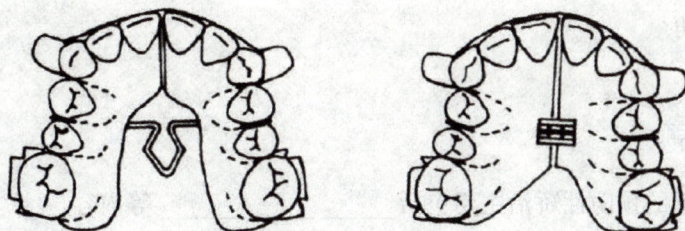

图 6 – 17　扩大牙弓矫治器

2）固定矫治器：采用 W 形或四圈形扩弓矫治器，扩大牙弓，纠正双侧后牙反𬌗（图 6 – 18）。

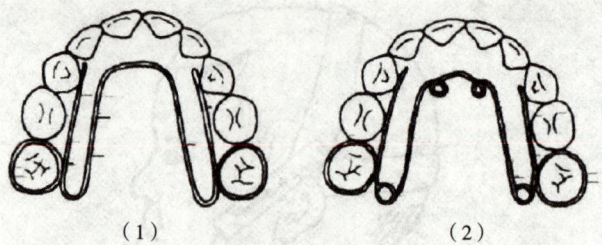

图 6－18　W 形或四圈形扩弓矫治器
（1）W 形扩弓矫治器　（2）四圈形扩弓矫治器

小　结

错𬌗畸形是口腔常见疾病之一，是影响牙颌健康的主要原因。错𬌗畸形指的是儿童在生长发育过程中，由于遗传因素或环境因素（如疾病、口腔不良习惯、替牙异常等），影响了牙、颌骨、颅面的正常发育，导致牙齿排列不齐、上下牙弓间的𬌗关系异常、上下颌骨大小形态位置异常等。错𬌗畸形的发病机制复杂，常是多种因素共同作用的结果。

对错𬌗畸形进行早期诊断、早期预防、早期治疗十分重要。另外，对正在发生或刚发生的错𬌗畸形，用简单的矫治方法阻断其发展，使其自行调整至正常𬌗，或用矫治器引导其生长成正常𬌗，也是预防矫治的重要步骤。

目标检测

一、名词解释

1. 错𬌗畸形
2. 恒牙迟萌
3. 阻生牙

二、填空题

1. 错𬌗畸形的预防性矫治主要包括_____、_____等内容。
2. 口腔不良舌习惯有_____、_____、_____。

三、单项选择题

1. 正确的喂养方法是提倡母乳喂养，喂养的姿势约为（　　　　）
　　A. 30°左右的斜卧位或半卧位　　　　B. 45°左右的斜卧位或半卧位
　　C. 90°左右的斜卧位或半卧位　　　　D. 120°左右的斜卧位或半卧位

E. 180°左右的斜卧位或半卧位

2. 有关儿童时期的预防，下列哪项错误（　　　）
   A. 养成良好的饮食习惯　　　B. 防治疾病
   C. 积极治疗龋病　　　D. 忽视心理的维护
   E. 养成良好的口腔卫生习惯

3. 乳牙早失的主要原因是（　　　）
   A. 龋病　　　B. 楔状缺损
   C. 磨耗　　　D. 牙周病
   E. 以上都是

4. 乳牙早失，在维持缺牙间隙时应及时应用（　　　）
   A. 固定义齿　　　B. 缺隙保持器
   C. 可摘局部义齿　　　D. 全口义齿
   E. 烤瓷冠

5. 下列除哪项外均是常用的缺隙保持器（　　　）
   A. 丝圈式缺隙保持器　　　B. 功能性缺隙保持器
   C. 全口义齿式缺隙保持器　　　D. 下颌固定舌弓缺隙保持器
   E. 导萌式缺隙保持器

6. 功能性缺隙保持器的制作与一般可摘局部义齿的不同点是（　　　）
   A. 不需牙体制备，不用人工牙　　　B. 不需牙体制备，不用殆支托及颊侧基托
   C. 不需牙体制备，不用连接杆　　　D. 不需牙体制备，应用殆支托及颊侧基托
   E. 以上均不正确

7. 乳牙滞留、继承恒牙已错位萌出，其处理原则是（　　　）
   A. 保留乳牙至恒牙完全萌出　　　B. 拔出错位萌出的继承恒牙
   C. 乳牙、恒牙一同拔除　　　D. 尽早地拔除滞留的乳牙
   E. 以上都是

8. 为了防止恒牙的早萌，应佩戴（　　　）
   A. 阻鼾器　　　B. 正位器
   C. 肌激动器　　　D. 生物调节器
   E. 阻萌器

9. 导致额外牙发生的原因是（　　　）
   A. 后天因素　　　B. 年龄因素
   C. 性别因素　　　D. 疾病因素
   E. 遗传因素

10. 系列拔牙法的拔牙顺序是（　　　）
   A. 第一期拔除乳尖牙，第二期拔除第一乳磨牙，第三期拔除第一前磨牙
   B. 第一期拔除乳尖牙，第二期拔除第一乳磨牙，第三期拔除第二前磨牙
   C. 第一期拔除乳尖牙，第二期拔除第二乳磨牙，第三期拔除第一前磨牙

D. 第一期拔除第一乳磨牙，第二期拔除乳尖牙，第三期拔除第一前磨牙

E. 第一期拔除第一乳磨牙，第二期拔除第二前磨牙，第三期拔除第一前磨牙

11. 乳前牙反𬌗的矫治，一般可取得患儿合作的年龄是（　　　　）

A. 2 岁左右
B. 3 岁左右

C. 4 岁左右
D. 5 岁左右

E. 6 岁左右

四、简答题

1. 简述缺隙保持器的适应证、制作要求。

2. 临床常用的破除吮咬习惯的措施有哪些？

第七章 口腔医疗保健实践中的感染预防与控制

知识要点

1. 口腔医疗保健实践中存在的感染危险。
2. 口腔医疗保健实践中感染的传播方式与途径。
3. 口腔医疗保健实践中感染的预防与控制。

医疗实践中的感染问题已是当前医学发展中存在的重大问题。当前，世界各国医院内的交叉感染都在不断增加，如何预防和控制医院感染，世界各国正在积极研究和探讨。感染可通过多种途径传播扩散，医疗环境中的病原体种类多而复杂，患者、医务人员等都有可能在医院被感染。随着口腔医学的不断发展，新的诊疗技术、设备等广泛应用于临床，在口腔疾病的诊疗过程中，由此所致的医源性感染也随着器械治疗手段的创新而日渐增多。口腔科的医源性感染问题日益受到医务人员和社会各界的普遍关注，需要采取适当措施来改善和控制。

第一节 口腔医源性感染及传播

医源性感染是指住院病人在医院内获得的感染，包括在住院期间发生的感染和在医院内获得出院后发生的感染。

人的口腔中存在着大量的微生物，加之口腔疾病的普遍性和口腔临床工作的特殊性，给疾病的传播提供了便利条件。另外，由于越来越多的艾滋病毒感染者和乙肝等传染病患者同时又接受口腔医疗保健，因此，感染控制显得越来越重要。现代的口腔疾病临床治疗较过去应具备更健康的工作环境，以便公众和专业人员都能从感染控制中获益。

一、口腔医疗保健中的感染

在口腔医疗保健工作中，有可能经空气和接触传播的主要疾病见表7-1、表7-2。

表 7-1　由空气传播的微生物及疾病

微生物	疾病
水痘病毒	水痘
麻疹病毒	麻疹
风疹病毒	风疹
流行性腮腺炎病毒	流行性腮腺炎
流感病毒	流感
腺病毒	非特异性呼吸道感染
结核杆菌	结核
化脓性链球菌	化脓性感染
白色念珠菌	念珠菌病

表 7-2　由接触传播的微生物与疾病

微生物	疾病
乙型肝炎病毒	病毒性肝炎
丙型肝炎病毒	病毒性肝炎
丁型肝炎病毒	病毒性肝炎
单纯疱疹病毒 I 型	疱疹
单纯疱疹病毒 II 型	疱疹
人类免疫缺陷病毒	艾滋病
淋球菌	淋病
梅毒螺旋体	梅毒
绿脓杆菌	化脓性感染
金黄色/白色葡萄球菌	化脓性感染
破伤风杆菌	破伤风

（一）艾滋病（AIDS）与 HIV 感染

据联合国艾滋病规划署（VNAISD）和世界卫生组织（WHO）统计，全世界已有6000 万人感染了艾滋病病毒，其中 1/3 已被病魔夺去生命。目前全世界有 4000 万艾滋病患者，其中 90% 在发展中国家，亚洲将成为未来 10 年内急剧上升的重点区域。

人类免疫缺陷病毒（HIV）又称 AIDS 病毒，多在体液中发现，主要通过性、血液和母婴传播。体外的 HIV 容易受到破坏，一般常规用的消毒剂和消毒方法均能杀死HIV。使用静脉注射毒品者及同性恋者是 HIV 阳性人群中最大的一部分，异性恋感染HIV 的比例也正在迅速增加。

感染 HIV 后的口腔病损主要有口腔念珠菌病、口腔毛状黏膜白斑和卡波济肉瘤，一般在早期即可出现。尚未确诊的艾滋病患者可能首先到口腔科就诊，给疾病传播创造了机会。因此，口腔科医生应严格控制及防备 HIV 感染和交叉感染。

艾滋病（AIDS）

获得性免役缺陷综合征（acquired immune deficiency syndrome，AIDS，音译艾滋病）1981 年首先在美国被发现。此病流行十分广泛，目前已席卷全世界，有"20 世纪瘟疫""超级癌症"之称。其临床表现除全身感染与淋巴结肿大外，主要有由于免疫功能低下引起的各种机会性感染，病死率高达 90%以上。中国自 1985 年 6 月首次发现艾滋病患者，至 2013 年 8 月底，现存活 HIV 病毒感染者和 AIDS 病人 428867 例，死亡 127758 例。

（二）乙型肝炎

乙型肝炎是病毒性肝炎中最常见的一种。乙型肝炎病毒（HBV）是一种耐热的病毒，在 95℃时 5 分钟能将其杀死。该病毒能耐受一般浓度的消毒剂，以血液传播途径为主。HBV 是导致急慢性肝炎、肝硬化和肝癌的主要原因。据估计，世界上约有两亿 HBV 病毒携带者，其流行程度目前还在增加。吸毒者、同性恋者、经常接受血及血制品者、医务人员等是 HBV 感染的高危人群。乙肝病毒通常由患者传播给口腔科医生，而由口腔科医生传播给患者的机会较少。为了有效控制感染，应推荐口腔医务人员注射乙肝疫苗。

甲、丙、丁型病毒性肝炎

甲型肝炎病毒（HAV）是一种 RNA 病毒，对热和紫外线敏感，以粪-口传播途径为主，易在秋冬季流行。口腔科医护人员为防止感染，应对 HAV 阳性患者用过的器械进行严格的消毒，对易感者及口腔科医生注射特异性的 HAV 疫苗。

丙型肝炎病毒（HCV）是一种 RNA 病毒，用一般化学消毒剂或加热 100℃、5 分钟可使其灭活，血液是重要的传播途径。因此，在临床拔牙、洁牙等易引起出血的操作中，口腔科医生要严格控制交叉感染。

丁型肝炎病毒（HDV）是一种 RNA 病毒，常与 HBV 同时感染，可经血液、血制品或使用染有病毒的器械等传播。

（三）结核

结核病是由结核杆菌引起的慢性传染性疾病，肺部感染结核最常见（简称肺结核）。其近年来发病率有上升趋势。结核杆菌存在于痰中，经空气传播。未注射过疫苗的医生接触开放型结核患者有被感染的危险。为了有效地控制感染，应推荐注射抗结核疫苗。

（四）梅毒

梅毒是梅毒螺旋体所导致的疾病。感染源是原发的硬疳和继发的皮肤病损，可经血液途径传播。梅毒螺旋体在体外生存时间短，容易被消毒剂所杀灭。口腔专业人员常因不戴手套接触患者或因创伤、皮肤破损而导致感染。该病的口腔病损常因无痛而被忽略。艾滋病患者中梅毒很常见。

梅毒分为获得性与先天性两类。获得性梅毒有三期：初期的口腔病变为唇部等硬结、溃疡；二期为"黏膜斑"；晚期常为腭部坏死、溃疡甚至穿孔。先天性梅毒可表现为梅毒牙等特征。

二、感染的传播方式与途径

在医疗环境中，感染可在患者和工作人员之间接触传播，也可经患者之间接触或接触污染的物品传播。感染的传播需要三个条件，即感染源、传播途径、易感人群。

（一）感染源

感染源是指病原微生物生存、繁殖并排出的场所或宿主。感染源可以是致病因子的携带者、传染病患者或口腔医务人员。口腔临床的感染源包括：①潜伏期感染者；②急性传染病患者；③已知或未知的病原携带者。无明显临床症状的感染者最易成为口腔临床的感染源。

（二）传播途径

传播途径是指病原体离开传染源后，接触易感者所经过的途径。疾病通过感染媒介或载体传播致病因子，例如存在于人体血液或其他体液中的致病微生物。接触这样的血液或体液后，可以将病原体从一个人传播给另一个人，当此病原体达到一定的数量和浓度，超过人体的抵抗力时，就会导致疾病发生。这种足以引起感染的微生物数量或浓度称为最小感染剂量。口腔器械、牙科设备等污染后可成为感染媒介。在口腔医疗实践中，常见的传播途径有：

1. 病原体经医务人员的手传播

（1）牙科医生手部存在的伤口可成为病原微生物的侵入口。在工作中牙科医生常常直接接触患者的唾液、血液，如不戴手套加以防护，病原微生物可经手部伤口侵入机体，导致感染。

（2）治疗过程中，由污染器械导致的创伤也是病原体侵入的途径。被污染器械刺伤是口腔医务人员的主要危险，在任何时候处理污染的针头及尖锐器械时都应十分谨慎。有研究报道，牙科医生平均一年有一次被刺伤的机会，牙科护士在清洗器械时也极易被刺伤。刺伤后乙肝感染的危险性是 20% ~25%，而 HIV 感染率较低，仅约 1%。

（3）口腔技工直接接触许多被唾液、血液污染而未消毒的印模、模型、义齿等，也有被感染的可能性。有报道，技工乙肝的患病率为 14.5% 。

2. 空气飞溅传播　由高速手机、水气枪、超声波洁牙机形成的飞沫可在空气中飘浮很长一段时间，经呼吸道吸入气管，可传播结核杆菌和流感病毒。因此，口腔科医生、助手、保洁员进行治疗时应戴口罩，患者治疗前应漱口，诊疗室应有良好的通风。

3. 经污染的诊疗环境传播　在牙科操作中，飞溅的残屑、污染的手和器械、临床废物等可以造成诊疗环境的广泛污染，经由污染的表面进行传播也是可能的。例如，乙肝病毒在工作台表面可存活数周，直接接触工作台后可能导致感染。诊室安装高速抽风机或定时紫外线灯照射消毒可减少飞沫污染。

4. 经口腔器械传播　口腔器械消毒不严格也可造成交叉感染。

（1）如牙周炎、牙髓炎等口腔内感染性疾病或急、慢性肝炎等经血、体液传播的疾病患者，或者患者正处于某种感染性疾病的潜伏期或是健康带菌者，对这类患者的操作本身就可能引起器械污染。

（2）治疗口腔疾病所使用的器械多为含腔器械，形态不规则，价格昂贵，增加了消毒灭菌的难度，因而反复使用时容易对其他患者造成感染。

（3）一次性使用器械在包装、原始消毒灭菌过程中的疏忽或违反操作常规，也极易造成被污染。

知识链接

洗牙可以传播艾滋病和乙肝吗?

80% 至 90% 的牙病患者在洗牙或者补牙时伴有牙龈出血，给前一个患者洗牙或补牙的机头如果消毒不彻底，确实有可能通过机头上残存的血液将疾病传播给下一个患者。

艾滋病毒存在于人的唾液、血液等体液中，离开了体液就很容易死亡。如果在阳光下照射 1 分钟，病毒就会被杀死。而且温度越高，生存时间越短。尽管艾滋病毒很"娇气"，但是如果消毒不严格，艾滋病毒躲藏在牙科机头的缝隙里，很难保证不通过洗牙和补牙传染病毒。

而乙肝病毒传染的可能性就更大了。乙肝病毒比较"顽固"，在 30℃ 的血清中能存活 6 个月。不要以为注射了乙肝疫苗就能对乙肝病毒"绝缘"，由于一部分人不产生抗体，即使注射了乙肝疫苗，感染乙肝的概率还有 10%~20% 。

（三）易感人群

研究表明，口腔医务人员较一般人群对某些传染性疾病有较高的感染率，属于传染性疾病的高危人群。据报道，如果一名医生一天看 20 名患者，平均每周就可能接触 2 个口腔疱疹患者，1 名乙型肝炎病毒携带者，还有其他难以估计的传染病患者。

在牙科治疗中，经牙医污染的手、污染的器械和设备可将疾病从一个患者传播给另外的患者。因此，患者也存在着被感染的危险性。在口腔临床工作中应加强预防意识，采取有效的防护措施控制感染的传播。

第二节 感染控制的方法

口腔医疗保健实践中常见的感染危险有眼外伤、手部刺伤、环境污染等。感染一般通过血液、唾液、污染器械传播。针对这些情况，应采取以下措施：①对可疑患者进行检查，明确感染源；②严格无菌操作，切断传播途径；③对口腔医务人员进行安全防护；④应用消毒剂进行各种消毒处理等。严格感染控制的目标是普遍预防，即把每个患者都当作传染源来处理。控制感染的步骤与方法分述如下。

一、患者的检查与评价

口腔医生要通过对患者详细询问病史、社会史，检查与评价，了解患者和评估患者的健康状况。应认真检查每一个就诊者，作出早期诊断并对已诊断的疾病进行早期治疗。

检查及评价的主要内容包括：

（一）采集病史

主要采用问卷调查和口头询问方法，要求所采集的病史完整、准确、可靠。一般包括现病史、既往史、过敏史、外科情况、住院情况、注射情况等，特别要了解患者感染传染性疾病的感染史及可能提示 HIV 感染的特征，如不明原因的高热、体重减轻、不易治愈的感染、软组织损害、不能解释的淋巴结肿大、慢性腹泻等症状。

（二）社会史

鉴别是否为感染性疾病的高危人群，如同性恋、感染 HIV 父母的子女、静脉注射毒品者、与感染者密切接触的异性等。

（三）口腔软组织检查

对感染性疾病的早期口腔表征进行识别，并对病毒携带者作出诊断。如感染 HIV 后早期出现的口腔病损如口腔念珠菌病、口腔毛状黏膜白斑、卡波济肉瘤等，并对病毒携带者作出诊断。通过病史询问及临床检查，及时发现未知感染的携带者，并作出早期诊断，早期治疗。

二、个人防护

口腔医务人员在工作中，长期受到各种感染因子的威胁，维护其健康是十分重要的。除了经常使用肥皂在流水下认真洗手、作防疫注射外，还必须采用良好的防护屏障技术进行自我保护，减少交叉感染。

知识链接

牙医接触病原菌的可能性和程度分类

美国职业病防护与卫生管理局将口腔科的工作（包括技工室）按接触传染病菌的可能性和程度划分为三类，并相应地制定出防范的要求和措施，具体划分如下：

第一类，从事接触患者的血液、体液和组织的工作；

第二类，常规工作不接触患者的血液、体液和组织，但有时可能直接或间接接触；

第三类，从事的工作不接触患者的血液、体液和组织。

从事第一、二类工作的人员按规定要求，必须戴手套、口罩、眼镜，穿工作服或隔离衣，每治疗完一个患者，必须洗手，工作范围应尽量集中。从事第三类工作的人员一般不需要特别的防护措施。

（一）个人防护屏障

对从事接触患者血液及唾液的口腔医务人员，使用手套、口罩、保护性眼镜和工作服等，能起到屏障保护作用。

1. 手套 手上存在的擦伤、切伤及其他肉眼不易查出的小的损伤等都可能成为病毒和细菌的入口。当接触污染的血液、唾液或口腔黏膜时，有可能造成感染传播。因此，戴手套操作是非常重要的，但要注意以下几点：

（1）用于牙科的手套主要有：乳胶手套、乙烯基手套、一般公用手套及外科消毒手套。未经消毒的乳胶手套主要用于非外科手术操作，如口腔检查、常规充填手术、修复、洁牙等工作；乙烯基手套主要用于对乳胶手套过敏者；一般公用手套适用于处理临床废物及一般清洁工作；外科消毒手套主要用于外科手术。口腔医务人员应根据具体情况合理选用手套。

（2）医用手套是一次性的，应尽可能戴着手套一次完成患者的所有操作，用完后丢弃。因为，反复使用的手套会增加医务人员和患者的感染概率。在接触另一位患者时，医务人员必须先洗手重新更换新手套。

（3）戴手套并不能取代洗手，戴手套前和脱下手套后必须洗手，使皮肤表面的微生物数量减少至最低水平。

2. 口罩 具有防止吸入污染的飞沫并保护面部不被污染的作用。决定口罩质量的主要因素之一是材料的吸收率。研究发现，戴口罩时间超过20分钟，细菌可因潮湿侵入口罩而成为污染源。最有效的口罩在高湿度的环境下也只能用1小时，普通口罩湿润后不仅不舒服，而且细菌可通过潮湿侵入口罩。因此戴口罩应注意：

（1）使用高速手机、水气枪、超声波洁牙机工作时，洗涤污染器械时，消毒表面或打磨牙体及修复体时，患者或医务人员有呼吸道疾病时等，必须戴口罩操作。

（2）接待每个患者时都应使用新口罩，口罩湿润后应及时更换。

（3）手术中不要接触或移动口罩，一旦治疗结束应立即摘除。

3. 保护性眼镜　在口腔手术中对眼睛造成的伤害和感染主要有：使用高速手机或超声波洁牙器、水气枪产生的尖锐粒子；血液及唾液的飞溅；尖锐器械的误伤等。因此，口腔医务人员及患者均应戴眼镜进行保护，避免眼睛的损伤或感染。防护眼镜应具备舒适、易于清洁消毒、防雾、美观等特点。

4. 保护性工作服　在口腔医疗操作中，医务人员应穿长袖工作服，并戴帽子，有效地防止血液、唾液的污染。保护性工作服应由合成材料制成，应每日更换。

5. 其他防护措施　如治疗前刷牙、使用药物漱口液，操作中应用橡皮障、强吸等。

（二）避免刺伤

尖锐器械在应用和处理时应注意避免刺伤，如将针头放回针帽时避免对位不准，清洗锐器时要戴手套等。一旦发生刺伤，应立即采取相应措施处理，如为血污染器械，应注意随访观察，酌情进行防疫注射。

三、无菌术与表面消毒

环境中无活的微生物存在，称为无菌。防止微生物进入机体或物体的方法，称为无菌操作或无菌技术。无菌术是指针对微生物及感染途径所采取的一系列预防措施，其中包括灭菌法、消毒法、操作规则及管理制度。灭菌是指用物理的方法，杀灭与手术区或伤口接触的物品上的一切活的微生物（包括芽孢等）。医务人员在口腔临床环境的各个方面都应采取无菌技术和表面消毒，加强无菌观念，控制感染的传播和扩散。

（一）防止血液与唾液的污染

1. 防止表面污染　有计划地准备治疗器械，手术区不放置很少使用的器械，最好使用成套准备好的手术盘。

2. 防止术中污染扩散　术中污染的物品、器械应放在盛有消毒液的容器内，加以覆盖或浸泡，防止污染扩散。

3. 正确放置消毒液　装有浸泡消毒液的容器应放在医生附近，以便随时使用。

4. 覆盖或消毒环境表面　对一些表面如椅子、治疗台架等，应予覆盖。污染的表面必须清洁消毒，如地面的血迹、唾液可用浸透 0.1% 次氯酸钠溶液的布将其擦掉，然后放入污物袋内焚烧处理。每次术后均应消毒水气枪、机头手柄及接口、吸引器接口、痰盂口杯周围区、操作台及控制开关等。

5. 其他物体的消毒　包括：①操作中溢出的污染液体应使用漂白粉覆盖 3 分钟；②痰盂要用消毒液清洁消毒。

目前有三种表面消毒剂已被美国环境保护署（EPA）与牙医学会（ADA）注册与接受，其溶液配比和推荐接触时间见表 7-3。

表7-3　表面消毒剂

产品	溶液配比	推荐接触时间
次氯酸钠	1：10 与 1：100 之间	10 分钟
碘伏	1：213	5～10 分钟
酚合成物	1：32	10 分钟

（二）防止飞沫、碎片污染

1. 术前刷牙或漱口可减少患者口腔内的细菌浓度。
2. 高速吸引装置与高速手机同用可减少飞沫污染。
3. 术中使用橡皮障，减少病原微生物及飞沫、碎片的飞溅。
4. 保持诊疗室的通风及空气过滤，减少空气污染。

（三）诊疗室的环境清洁

1. 非处置区　如接待处，每天使用清洁剂擦洗以去除灰尘。

2. 处置患者区　每月使用长期消毒剂清洁抽屉和柜子；每周清洁表面区，如柜子侧面；每日清洁工作台柜子前面、治疗椅表面、地板、洗手槽及痰盂等。对地面、治疗台等也可采用紫外线辐射消毒。

3. 牙标本　应戴手套将拔除之牙放入固定容器内，以避免环境污染。

（四）使用一次性用品

在口腔临床建议使用一次性用品，如注射器、口杯、托盘、棉球、纱布等，以控制交叉感染。

知识链接

牙科医师执行牙科感染控制的四大原则

美国卫生机构（1989 年）公布牙科医师执行牙科感染控制的四大原则是：①维护自身健康；②避免接触血液、唾液及分泌物；③限制血液、唾液及分泌物扩散；④确保使用器械灭菌消毒完全。

四、消毒及消毒剂

（一）消毒

消毒是指用化学药物杀灭病原微生物和其他有害微生物，但不要求清除或杀灭所有微生物（如芽孢等）。但在临床实践中，受消毒剂性能、浓度等因素的影响，经消毒后致病因子的数量降低到不能引起感染的水平即可。

（二）消毒剂及其分类

理想的消毒剂应具有广谱抗微生物、作用快、不受物理因素影响、无毒、表面相容、受处理表面无残留作用、容易应用、无异味及价格低廉等特点，但目前尚没有一种是完善的。

根据消毒剂的特点，目前把消毒剂分三类：①高效水平消毒剂：能使细菌芽孢失活并可杀灭其他微生物；②中等水平消毒剂：不能使细菌芽孢失活，但能杀灭其他微生物，特别是结核杆菌；③低效水平消毒剂：用于清洁环境表面，能使亲脂类病毒、细菌繁殖体失活，对真菌也有一定作用，但不能杀灭结核杆菌、细菌芽孢和非脂质病毒。

（三）口腔临床常用消毒剂

口腔临床常用消毒剂的特点见表 7 - 4。

表 7 - 4　口腔常用消毒剂的特点

消毒剂	灭菌作用				腐蚀作用
	革兰阳性菌	革兰阴性菌	芽孢	结核杆菌	
戊二醛	+ +	+ +	+ +	+ +	+
氯制剂	+ +	+ +	+ +	+	+ +/±
碘伏	+ +	+ +	+	+	-
酚类	+ +	+ +	-	+	± ~ +
酒精	+ +	+ +	-	+	-

1. 醛类

（1）**戊二醛**　为无色或浅黄色油状液体，溶于水和醇，水溶液呈酸性（pH4 ~ 5）时较稳定。推荐使用2%水溶液作浸泡消毒，穿透力强，具有广谱、高效、快速杀菌等特点。属高效水平消毒剂，浸泡5~10分钟能使 HBV 灭活，浸泡3小时能杀灭芽孢。

（2）**戊二醛酚溶液**　是碱性戊二醛与石炭酸钠缓冲到 pH 7.4 时形成的戊二醛与酚的复合物，属高效消毒剂，使用1∶16 稀释度。注意事项：溶液对眼睛、皮肤和呼吸道黏膜有刺激，不推荐用于表面消毒。

2. 含氯的配方

（1）**次氯酸钠溶液**　为白色或无色液体，属强氧化剂，杀菌作用快但不稳定，抗感染溶液有效氯为0.5%。应每日制备新液，容器应覆盖，可用于表面消毒。副作用是对眼睛、皮肤、黏膜有刺激，且对金属有腐蚀作用（特别是铝），使衣物脱色。

（2）**亚氯酸和二氧化氯**　由氯化钠和有机酸结合产生。作为3分钟的强消毒剂，可喷擦表面，但长期反复使用可导致一些金属表面氧化。

3. 酚类（合成酚）　1∶32 稀释液，属中等水平消毒剂，作为表面和浸泡消毒，需10分钟，应每日新鲜配制。其无臭但能损坏塑料和橡皮，对皮肤、眼睛也有刺激。

4. 碘伏 碘以表面活性剂为载体的不定型络合物，是一种有机复合物，原液稳定，毒性及腐蚀性低。多用 1∶213 的稀释液，属中等水平消毒剂。应每日新鲜配制，用作表面和浸泡消毒。作表面消毒时可将表面湿润，保持 10 分钟；浸泡需 1～2 小时。对一些人的皮肤可能有染色或影响。

5. 酒精 不推荐用于表面消毒和浸泡消毒，对细菌芽孢无效，抗病毒活力参差不齐。结合低浓度的合成酚可用于表面消毒和预清洁。其缺点为挥发快，残留作用小，有机物容易使酒精失去活力。

（四）消毒剂的使用方式

消毒剂的使用方式可以归纳为三大类：第一类是用消毒溶液浸泡、擦拭、喷洒或喷雾，如戊二醛、二氧化氯、合成酚、碘伏等；第二类是用气体或烟雾进行熏蒸，如甲醛、环氧乙烷等；第三类是直接用药物粉剂，如含氯消毒剂。在使用化学消毒剂时，浓度要适合，保证化学活性，还要考虑会影响口腔器械材质与功能的因素，如器械生锈、金属氧化等。另外，所有器械浸泡前应彻底清洗。

五、器械灭菌

口腔器械必须经过灭菌处理，才能达到安全使用的目的。器械灭菌过程分为四个阶段：①灭菌前预清洁；②包裹器械；③灭菌；④无菌保存。

（一）灭菌前预清洁

器械一经使用应立即清洁。可采用以下三种方法：①擦洗清洁；②超声波清洁；③浸泡。浸泡有两个优点：一是浸泡后易清洗，二是浸泡时溶液可发挥抗感染作用。1∶32 稀释的合成酚是理想的浸泡溶液。清洗时应使用厚橡皮手套，戴眼镜、面罩，穿塑料围裙。

（二）包裹器械

清洁过的器械有不同的包裹方法，理想的器械包裹应适合于临床操作使用。
1. 开放的托盘系统封闭于可见的灭菌袋内；
2. 带盖的有孔托盘用无菌纸包装；
3. 单件包装的物品有专用灭菌袋。
每件包裹好的物品都应用变色指示条封闭。包裹的物品应宽松包装，允许蒸气穿透，并贴上写有消毒日期、失效期、包装与检查者姓名及物品名称的标签。

（三）灭菌

牙科常用的灭菌方法有高压蒸气、化学熏蒸、干热灭菌、玻璃球/盐灭菌。其优缺点见表 7–5。

表7-5　各种灭菌方法的优缺点

	高压蒸气灭菌	化学熏蒸灭菌	干热灭菌
灭菌过程	短（3~30分）	中等（30~45分）	长（>60分）
残余湿度	存在	存在	不存在
对器械的长期影响	可能腐蚀生锈	较少可能腐蚀生锈	影响刀锋锐利及光泽

1. 高压蒸气灭菌法　是在高温下使用湿热，在高压下通过饱和蒸气完成灭菌过程，在温度121℃、大气压103.5kPa、15~20分钟，可杀灭所有微生物，有效破坏细菌及芽孢，是一种可靠、安全、经济、快速的灭菌方法。大多数口腔器械都可应用此种方法进行消毒灭菌，如耐高温消毒手机、优质不锈钢器械、玻璃制品、布类等。其缺点是对碳金属器械有腐蚀作用，可在灭菌前使用无毒润滑油以便减少器械的腐蚀。其所用温度、压力和时间见表7-6：

表7-6　推荐灭菌的温度和时间（USA）

	温度（℃）	（压力）（磅/平方英寸，Psi）	保持时间（分）
未包装器械	132	270kPa；301 b/in^2	3
	121	103.5Pa；151 b/in^2	15
薄包装物品	132	270kPa；301b/in^2	8
	121	103.5Pa；151 b/in^2	20
厚包装物品	132	270kPa；301b/in^2	3
	121	103.5Pa；151b/in^2	20

2. 化学熏蒸灭菌法　是利用低温蒸汽或同时导入化学气体进行消毒的一种方法，通过加热甲醛等液体将器械放在一密封内胆中进行消毒。其优点是消毒时间短，器械不生锈，器械在灭菌后即干燥，可适用于全部牙科手用器械、钻针、正畸钢丝及托槽等的消毒；不足之处是甲醛有刺激性。

3. 干热灭菌法　该方法在干燥情况下能杀死所有微生物，通常未包装器械在160~170℃灭菌需一小时，包裹后需要更长时间。其适用于那些易生锈或失去光泽的金属器械，不宜用于橡胶与塑料等物品的消毒。

4. 玻璃球/盐灭菌法　其原理是在一个金属杯中加入保温介质维持在218~246℃，热盐较玻璃球更好，用于某些器械，如根管扩锉等的灭菌。有效的消毒时间最少需要15秒。消毒的器械应彻底清洗，否则消毒器械上残留的盐会阻塞根管。

5. 灭菌效果的监测　各种因素如包扎、灭菌温度和时间等都影响灭菌效果，进行灭菌效果的监测是完善消毒灭菌的重要步骤。

知识链接

灭菌效果的监测常用的检测方法

灭菌效果的监测常用的检测方法有：

（1）物理测试法：测试消毒的温度、湿度、压力是否达到规定要求，是高压蒸气灭菌法主要的监测法。

（2）化学指示剂测试法：是利用某些化学物质在热作用下其色泽、形态的改变，用于物品灭菌效果的辅助鉴别，其种类有化学指示卡、纸型化学指示剂、标签型化学指示剂等。

（3）生物指示剂检测法：是测定灭菌效果较可靠的一种，美国牙科协会推荐每周使用生物指示剂检测高温灭菌器的效果。

（4）其他检测方法：如对已经灭菌处理的物品作无菌实验。

六、口腔设备消毒

一般情况下，对所有口腔科设备进行彻底地无菌处理是比较困难的，但为了预防交叉感染，每位口腔医师应坚持做好清洁消毒工作，以去除可能存在的感染源。

（一）消毒区的划定

对工作环境表面进行清洁消毒，有助于防止交叉感染的发生。由于工作区域污染的程度不一样，因此需要对消毒区进行不同层次的清洁和消毒，有效控制感染的传播。

1. 治疗区 如工作台、治疗移动车的顶端，需高效水平消毒剂进行消毒；相邻工作表面、治疗区的表面应定期用中等水平消毒。治疗后的器械及材料应撤走。

2. 治疗周边区 此区域放置的器材在工作中经常使用，如水气枪、吸引器、手机头、手术灯手柄和开关、痰盂及椅位控制按钮等。此区如未覆盖，应在诊疗每个患者后用中等水平消毒；如果覆盖，应在完成治疗后更换覆盖物。

3. 周围区 如地板、柜子顶端等是不经常接触污染物的区域，不必在患者轮换之间消毒，但应每天进行清洁和消毒。良好的通风排气装置可减少周围区的污染。

（二）口腔设备消毒

1. 设备外表面 综合治疗台、牙科用椅和家具、电源开关、水气外接管等外表面，应用消毒剂会引起损坏，可考虑使用可处置的屏障，如塑料板、塑料袋、铝箔等将其覆盖。

2. 设备供水 牙科治疗台的供水易被细菌污染，安装阻止回流阀门可部分预防这类污染；牙科系统供水消毒可以减少污染，一般使用游离氯及戊二醛消毒，因其残留作用短。牙科设备系统应具有专门设施供应抗感染的消毒水。

3. 手机 在手用器械中，手机灭菌是最难解决的问题。手机内常粘有患者的血液、唾液，不易清除，造成交叉感染的危险性很大。手机的污染途径有两条：一是直接与血液、唾液等接触；二是污染液由钻针周围进入手机机芯导致内部污染。一般认为手机应高温灭菌消毒，原则上每一位患者应单独使用一个经消毒灭菌的手机。临床上应尽量使用能耐高温或化学蒸气消毒的手机，如果手机不能高温灭菌，则应冲洗、清洁，使用有效的消毒剂进行消毒，干燥后上油。手机使用前，应开机空转，以排除多余的润滑油。长期使用消毒剂，可能损坏手机中的一些合金和卡盘结构，所以手机消毒过程中应注意检查活瓣和管道。

4. 旋转器械 钻针属高度污染品，使用后必须灭菌。金刚石钻针和钨钢车针可以高温消毒；碳钢钻针应使用化学消毒或使用218℃、维持10秒钟的玻璃球消毒。

5. 汞合金充填器 1%戊二醛浸泡10分钟对常见微生物只有75%的对抗效果，因此推荐使用加热消毒，应使用能耐热消毒的充填器。

6. 可见光固化器 血液、唾液污染光固化设备是传播疾病的潜在感染源，使用后要用酚类消毒，塑料用碘伏消毒。戊二醛可损坏光纤头，减少光的输出，应避免使用。

7. 水气枪 水气枪使用后通常被污染，新型水气枪设有防回流装置并可高温消毒，如无此功能，可使用经消毒的水枪头并清洁和消毒手柄。

8. 超声波洁牙器工作头 超声波洁牙器的工作头污染很严重，每次使用后应清洁消毒。现已生产出可高温消毒的工作头。工作头应能拆卸、清洗和消毒，手柄应彻底消毒。

9. 空气压缩机 用于牙科工作，供给清洁，不含油污、微粒、水汽和臭味的气体。为使进入气枪及高速手机的空气净化，应安装质量高、有活性炭成分的气体过滤器，并定期更换滤芯。

七、临床废物处理

（一）规章制度

我国各地卫生机构对口腔医院及诊所的废物处理有明文规定，并且将不断完善。一般要求废物应装进可封闭的无缝口袋内回收，牙科诊所应严格按此方法处理。

口腔医生应懂得牙科临床废物处理的原则和方法，有责任采取适当措施保护工作人员和患者。

（二）临床废物处理

1. 使用过的空针锐器不应该用手折断，要用专用工具处理。使用过的针头、针管、钻针、钢丝及其他尖锐物品，应立即放在用颜色或标签标记的容器里。存放感染废物的容器，应根据当地卫生行政部门的规定标记，最后焚烧。

2. 牙科诊所废弃的毒性材料，如银汞、砷剂，处理时应注意安全，存放容器应用标签标记。

3. 有血液污染的材料应小心放进废物容器内，注意不要污染容器外层或周围层。

容器装满 2/3 污染物时即应运走，处理废物时要戴厚手套。

（三）污染的固体废物处理

牙科诊所临床废物都应安全运送至规定的地点，统一收集，统一无害化处理，以免造成二次污染。

第三节　乙型病毒性肝炎的预防

乙型病毒性肝炎，简称乙肝，是一种由乙型肝炎病毒（HBV）感染机体后所引起的疾病。临床主要表现为乏力、食欲减退、厌油、恶心、肝脾肿大及肝功能异常等。乙肝分急性和慢性两种。急性乙型肝炎在成年人中 90% 可自愈；而慢性乙型肝炎表现不一，分为慢性乙肝携带者、慢性活动性乙型肝炎、乙肝肝硬化等，部分病例还可转化为原发性肝细胞癌。我国目前乙肝病毒携带率为 7.18%，其中约 1/3 有反复肝损害，表现为活动性的乙型肝炎或者肝硬化。

乙型肝炎病毒是一种嗜肝病毒，主要存在于肝细胞内并损害肝细胞，引起肝细胞炎症、坏死、纤维化。其抵抗力较强，但 65℃10 小时、煮沸 10 分钟或高压蒸气均可灭活 HBV。含氯制剂、环氧乙烷、戊二醛、过氧乙酸和碘伏等也有较好的灭活效果。

口腔医务人员在从事医疗实践活动中经常接触患者的血液、唾液，因此在口腔临床工作中普遍采取预防措施，尤为重要。

一、传染源和传播途径

（一）乙肝的传染源

乙肝的传染源主要为体内带有乙肝病毒（HBV）的人：

1. 包括各型乙肝患者、乙肝表面抗原（HBsAg）阳性携带者及 HBV 阳性其他患者（肝硬化、肝癌）。

2. 尤其是急性乙肝潜伏后期和发病初期传染性最强。

3. 无黄疸型乙肝患者在数量上要比黄疸型乙肝患者多出 5~10 倍。因无黄疸，这类人其临床症状不明显，不易被发现，故对易感人群更具危险性。

4. HBV 的慢性携带者占我国人群的 10%~20%，这些人长期带菌，在潜在和母婴垂直传播上，起着重要作用。

5. 乙肝表面抗原阳性的母亲往往会使全家和子孙后代都带上乙肝病毒，说明携带 HBV 的女性是乙肝传播的重要传染源。

6. 慢性乙肝患者病情复发或恶化时，也具有传染性。

在口腔医疗中，乙型肝炎的传染源是患者、口腔医师和其他口腔医务人员中的带病毒者。对于有临床症状或有病史可询者，应提高警惕和防范；对于亚临床型患者、迁延性病毒携带者，可因其无明显临床症状而被忽视，因此具有更大的威胁性。

（二）乙肝的传播途径

1. 母婴传播　母婴传播是最重要的传播途径，我国约有 30%～50% 的乙肝患者是母婴传播所致，成人肝硬化、肝癌 90% 以上是婴幼儿时期感染上乙肝病毒的。

母婴传播包括两方面的内容，一个是垂直传播，另外一方面就是水平传播。

2. 医源性传染　在医院的检查治疗过程因使用未经严格消毒而又反复使用被 HBV 污染的医疗器械引起感染，包括手术、牙科器械、采血针、针灸针和内镜等器材。

3. 输血传播　输入被 HBV 感染的血液和血液制品后，可引起输血后乙型肝炎的发生。

4. 密切生活接触传播　包括一起生活当中只要皮肤黏膜有受到损害，就有可能被感染。皮肤黏膜受到损害之后乙肝患者的体液再落到破损的皮肤和黏膜上有可能就被感染上；也可在日常生活中因共用剃须刀、牙刷等引起 HBV 传播。密切的日常生活接触，可使含有乙肝病毒的血液、唾液、乳汁、阴道分泌物等通过黏膜或皮肤微小的擦伤裂口进入易感者的机体造成乙肝病毒感染。

5. 性传播　由于 HBV 可通过唾液、精液和阴道分泌物排出，性接触也是乙型肝炎的重要传播途径。

比较不同职业感染 HBV 的相对危险性，因为与患者密切接触，口腔科医师的危险性最大。

二、防护措施

（一）宣传教育

首先，强化法制教育，严格按照相关法律、法规执行，对违反规定，造成医源性传播的责任者，依法认真查处。

其次，通过知识讲座、研讨会、短训班等形式，对口腔医务人员进行健康教育和技能培训，使其掌握有关乙肝的各种知识。

最后，加强口腔医务人员的自我保健意识，使其积极参与乙肝的预防和控制。

（二）控制感染源

1. 开展健康检查　口腔医师和其他口腔医务人员，应定期进行健康检查和血液化验检查。对各种临床类型的病毒性肝炎患者，应隔离治疗，在传染期内不得从事医疗工作；对带病毒者和慢性抗原携带者，虽可从事临床工作，但必须戴手套操作，尽量避免一切可能传染他人的行为。

2. 患者的隔离　急慢性乙肝患者均应该按血液及接触传染病常规隔离。在口腔医疗实践中，对已知有肝炎病史的患者和肝炎患者，如有条件，应约定时间，在专门的诊疗室内按传染病规定进行治疗，治疗结束后的器械、铺巾等应严格消毒。对拔除的牙齿、残根、沾有血液和唾液的纱球及棉球、不良修复体等，最好装入塑料袋内焚烧，或加入漂白粉彻底消毒后丢弃，以防止对环境和水源的污染。

3. 乙肝病毒携带者的管理　对这类携带者不应按现症肝炎患者处理，除不能献血及从事直接接触入口仪器和保育工作外，可照常工作和学习，但要加强随访。乙肝病毒携带者要注意个人卫生，牙刷、剃须刀及盥洗用具等个人用品应与健康人分开。

（三）切断传播途径

1. 防止交叉感染　口腔医师在诊疗前后均应用肥皂、刷子和流水仔细洗手，并在消毒液中浸泡消毒。口腔医师和其他口腔医务人员应加强技术训练，提高操作技能的熟练程度，力求避免操作过程中的手指以外损伤。

2. 严格无菌操作　临床应用的器械均应灭菌，最好用高压灭菌法。注射器材实行"一人一针一管"制，对疑似乙肝患者进行注射时应使用一次性注射器，各种诊疗器械及用具应实行"一人一用一消毒"，尤其应严格对带血污染物的消毒处理。手机、超声洁治器、水气喷头，如不能用高压灭菌，可以先冲洗，然后用消毒剂擦拭表面，并开机空转以清洗管道。对于患者频繁接触的诊疗环境也要清洁消毒。消毒后，应进行消毒效果检测和评价，防止因消毒不彻底而导致感染的传播。

3. 对材料彻底消毒　在口腔中应用的各种材料如印模、咬合记录等也应彻底清洗，特别是在口内调磨和磨光之前要清洗消毒。污染的材料、印模、义齿等在送交技工室之前和放到患者口腔内之前，都应彻底消毒。

（四）保护易感人群

为防止在口腔实践过程中，HBV 经血液、唾液等传播而发生交叉感染，口腔科医师应戴手套、口罩、眼罩，穿工作服或隔离衣。凡接触患者口腔黏膜时都应戴手套。手套必须每个患者一换，戴手套前和脱下手套后必须洗手，治疗过程中有可能造成血液、唾液、龈沟液飞溅时要穿隔离衣及戴眼罩或面罩，以防止眼结膜污染而保护眼睛。做牙体的牙髓治疗时要用橡皮障、强力吸引器等。应尽量避免被针头或锐器刺伤。口腔科用的锐利器械很多，包括被血液或唾液污染的刀片、剪片、拔髓针、扩大针、凿子、洁治器、钻针等。口腔医务人员进行手术、注射、清洗器械有被刺伤的危险，戴手套可减少。口腔科用局部麻醉的情况也很多，用过的一次性注射器，不应重新将塑料帽盖上，也不应把针头折断或弯曲，应直接放在坚硬的容器内，之后做适当处理。

医务人员为感染乙肝的高危人群，应加强其自身免疫力，主动免疫可采用乙肝疫苗，被动免疫可采用乙肝免疫球蛋白。

第四节　获得性免疫缺陷综合征的预防

获得性免疫缺陷综合征即艾滋病（AIDS），是人类因为感染人类免疫缺陷病毒（HIV）后导致免疫缺陷，并发一系列机会性感染及肿瘤，严重者可导致死亡的综合征。目前，艾滋病已成为严重威胁世界人民健康的公共卫生问题。1983 年，人类首次发现

HIV。目前，艾滋病已经从一种致死性疾病变为一种可控的慢性病。

WHO 报告 2010 年全世界存活 HIV 携带者及艾滋病患者共 3400 万，新感染 270 万，全年死亡 180 万人。每天有超过 7000 人新发感染，全世界各地区均有流行，但 97% 以上在中、低收入国家，尤以非洲为重。专家估计，全球流行重灾区可能会从非洲移向亚洲。中国疾病预防控制中心（CDC）估计，截至 2011 年底，我国存活 HIV 携带者及艾滋病患者约 78 万人，全年新发感染者 4.8 万人，死亡 2.8 万人。疫情已覆盖全国所有省、自治区、直辖市。目前我国面临艾滋病发病和死亡的高峰期，且已由吸毒、暗娼等高危人群开始向一般人群扩散。

HIV 在外界环境中的生存能力较弱，对物理因素和化学因素的抵抗力较低，对热敏感，56℃处理 30 分钟、100℃20 分钟可将 HIV 完全灭活。巴氏消毒及多数化学消毒剂的常用浓度均可灭活 HIV。如 75% 的酒精、0.2% 次氯酸钠、1% 戊二醛、20% 的乙醛及丙酮、乙醚、漂白粉等均可灭活 HIV。但紫外线或 γ 射线不能灭活 HIV。

艾滋病的口腔表征被认为是早期诊断的关键症状，许多艾滋病患者首先就诊于口腔科，口腔科医师对 HIV 携带者的早期诊断处理、咨询、转诊及治疗等均起着非常重要的作用。

一、传播途径

HIV 感染者和艾滋病病人是本病的唯一传染源。

HIV 主要存在于感染者和病人的血液、精液、阴道分泌物、乳汁中。其传播途径有：①性行为：与已感染的伴侣发生无保护的性行为，包括同性、异性和双性性接触；②静脉注射吸毒：与他人共用被感染者使用过的、未经消毒的注射工具，是一种非常重要的 HIV 传播途径；③母婴传播：在怀孕、生产和母乳喂养过程中，感染 HIV 的母亲可能会传播给胎儿及婴儿；④血液及血制品（包括人工授精、皮肤移植和器官移植）。

握手，拥抱，礼节性亲吻，同吃同饮，共用厕所和浴室，共用办公室、公共交通工具、娱乐设施等日常生活接触不会传播 HIV。

人群普遍易感。高危人群包括：男性同性恋者、静脉吸毒者、与 HIV 携带者经常有性接触者、经常输血及血制品者和 HIV 感染母亲所生婴儿。

二、预防

医务人员在从事医疗活动中，接触了艾滋病感染者或患者的血液或体液，有可能感染艾滋病病毒。口腔是接触患者血液及体液较多的科室，应重点防范。

(一) 加强健康教育

加强对口腔医务人员的健康教育，强化其预防艾滋病的自觉性和责任感，利用宣传栏、多媒体、讲座等宣传形式，广泛开展健康教育。增强口腔医务人员法制观念，提高个人安全卫生意识，掌握与艾滋病相关知识是健康教育的主要任务。

（二）与患者隔离

医务人员应避免与患者皮肤、黏膜、血液、排泄物、分泌物等直接接触，艾滋病患者的各种标本，必须贴有相关标签，拿取标本和感染的器械应戴手套，处理好污染物，不是一次性诊疗器械的应做彻底的消毒。

（三）按规章操作

为减少感染的危险性，口腔医务人员应按规章制度戴手套、口罩、眼罩，穿工作服和隔离衣。做牙体的牙髓治疗时要用橡皮障、强力吸引器等。应尽量避免被针头或锐器刺伤。所有在临床使用的器械均应灭菌，最好用高压灭菌法。

（四）暴露后紧急处理

局部用肥皂水清洗污染的皮肤，用生理盐水冲洗黏膜。如有伤口应轻轻挤压，尽可能挤出损伤处的血液，再进行清洗、消毒及包扎。可进行预防性用药，应进行定期随访，查抗体，注意观察有无症状，在此期间当事人不得作为献血人员。

总之，在每天诊疗过程中，因器械被各种微生物污染，口腔医务人员采取积极的预防措施是非常重要的。只要口腔医务人员严守预防的基本原则，使用正确的消毒方法，注意不要与患者体液接触，通过切断多重感染途径，便可使乙肝、艾滋病等传染病的发生显著减少，这将对人类实现最终控制这些传染病在世界上的流行发挥积极作用。

小　结

口腔医疗保健中存在感染各种疾病的危险，感染的传播需要三个条件，即感染源、传播途径、易感人群。口腔医务人员在工作中应做到：①对所有的患者详细询问病史、社会史、感染史并对口腔的可疑病变进行初级检查，作出早期诊断；②医务人员不仅要作预防注射，还应采用个人防护措施，包括个人防护屏障，避免损伤；③口腔临床环境进行无菌技术与表面消毒；④合理使用消毒剂；⑤严格执行器械灭菌；⑥牙科设备应及时消毒，包括避免供水污染，手机的高温灭菌消毒，执行一人一手机原则，水气枪尖端、超声波洁牙器的工作头、充填器等均应消毒；⑦临床废物应进行无害化处理。

因为与患者密切接触，口腔科医师感染乙肝、艾滋病等传染病的危险性最大，熟悉其相应传播途径，有效地做好预防显得尤为重要。

目标检测

一、名词解释

最小感染剂量

二、填空题

1. 口腔医疗保健中存在感染的传播途径有：_____、_____、_____。
2. 口腔科最难消毒的器械是_____。

三、单项选择题

1. 口腔科主要的感染途径是（　　　　）
   A. 空气　　　　　　　B. 漱口水　　　　　　C. 血液和唾液
   D. 皮肤接触　　　　　E. 尿液
2. 口腔科医生操作时最易感染（　　　　）
   A. 乙肝　　　　　　　B. 感冒　　　　　　　C. 肺炎
   D. 疱疹　　　　　　　E. 白血病

四、简答题

1. 口腔医务人员在工作中如何做好个人防护？
2. 简述病原体如何经口腔医务人员的手传播？
3. 如何进行临床废物处理？
4. 如何消毒牙科设备？
5. 简述乙肝的传播途径和预防措施。
6. 简述艾滋病的传播途径和预防措施。

实习指导

实验一　自我口腔保健

【目的和要求】

学会并掌握正确的刷牙方法及牙线、牙签的使用。

【内容】

1. 各种刷牙方法，包括 Bass 刷牙法、旋转刷牙法、生理刷牙法及垂直颤动刷牙法。
2. 牙线、牙签的使用方法。
3. 刷牙效果的检查方法和效果判断。

【器材】

菌斑显示剂（2% 藻红）、牙殆模型、仿头模、牙膏、牙刷、牙线、牙签、口杯、面镜等。

【方法和步骤】

1. 教师演示　将学生每 10 ~ 15 人分成一组，由指导教师讲解并演示菌斑染色、各种刷牙方法、牙签与牙线的使用方法。示教可在仿头模牙模型上进行。

2. 学生练习

（1）**菌斑染色**　先用清水漱口以清除食物残屑，再用小棉球或棉签将菌斑显示剂轻轻地涂布于各个牙面，1 分钟后漱口。检查牙面，菌斑附着的区域将被染色。

（2）**刷牙**　学生自我练习实践各种刷牙方法，如 Bass 刷牙法、旋转刷牙法、生理刷牙法、垂直颤动刷牙法。

（3）**牙线的使用**　使用方法见第二章第三节。

（4）**牙签的使用**　牙签的尖端朝向冠方，以 45°角顺唇颊面滑至牙间隙，上牙向下外侧剔拨，下牙向上外侧剔拨。

（5）**检查刷牙效果**　刷牙后再次进行菌斑染色，以检查刷牙效果。

实验二　社区口腔健康调查

【目的和要求】

1. 了解某社区龋病、牙周病的流行情况。
2. 通过调查，熟悉龋病、牙周病调查的标准、指数和方法。
3. 掌握现况调查的基本步骤。

【内容】

组织学生到某一社区对选定的人群进行口腔检查，调查龋病、牙周病的流行程度、分布和流行规律。

【器材】

检查盘、口镜、镊子、探针、标准牙周探针、口杯、铅笔、直尺、橡皮、调查表等。

【方法和步骤】

1. 拟调查计划　联系调查单位，争取各方的支持和合作。

2. 培训人员　对所有参加调查的同学进行集中培训，统一标准、统一认识、统一方法。在调查开始前，安排好进度，明确分工，根据调查对象的数目，印刷表格，准备器材。

3. 选择并布置调查现场　现场环境要求安静，光线充足，检查者附近应设置洗手用具，调查时要调节好被调查者的数量，维持好调查秩序。

4. 复查　为确保调查质量，负责调查质量的参考检查者，应在调查过程中，定期抽查每个检查者所查过的病人，以保证检查者始终如一地按照标准进行调查。

5. 审核　调查结束后，对所得资料进行彻底的核对和严格复查，剔除一些不完整、不可靠的资料，使调查资料具备一致性、统一性、完整性和准确性。

实验三　调查资料的整理与分析

【目的和要求】

1. 掌握现况调查资料整理的基本方法、步骤。
2. 熟悉调查资料结果分析方法。
3. 学会撰写现况调查报告。

【内容】

1. 对实验二的调查资料进行汇总、统计、计算和分析。

2. 撰写调查报告。

【器材】

实验二的调查资料,铅笔,橡皮,直尺,各种整理表格,计算器。

【方法和步骤】

1. 对调查资料进行分类　将实验二中调查对象龋病发病情况调查表按不同年龄分组。对小学生可分6岁、9岁、12岁、15岁四个年龄组,将同一组资料归纳到一起。

2. 根据研究目的和需要整理表格　不同年龄组及不同性别的患龋率、龋均,若为抽样调查,还应考虑抽样误差,可拟定整理表。

3. 分组汇总、填写整理表　将原始口腔调查表中的资料按要求填写整理表,然后汇总、统计、计算、分析所得资料。

(1) 分别计算出男性各年龄组的患龋率、龋均和女性各年龄组的患龋率、龋均。

(2) 分析比较相同各年龄组男性和女性患龋率和龋均。

4. 撰写调查报告　调查报告应由以下几个部分组成:

(1) 调查目的　包括任务来源,调查地区和对象,参加调查工作的人员组成,采取的方法和实际调查工作的期限。

(2) 调查方法　包括调查地区和对象的基本情况,所选择的具体调查方法、抽样方法、统计分析方法以及调查结果的可靠程度。

(3) 调查结果　一般用文字描述,要求简洁明了,也可用图表、数据或照片表示。

(4) 讨论　通过分析本次调查有意义的结果,以及将此结果与其他资料进行比较,说明本次调查的重要意义,以及对今后的防治和研究工作提出建议。

(5) 摘要　用简练的文字将调查的主要内容概括进去,重点写出调查的目的、时间、地点、人数、方法、结果和发现的问题,一般不超过500字。

实验四　窝沟封闭

【目的和要求】

1. 掌握窝沟封闭的方法、步骤。

2. 熟悉窝沟封闭的使用器械及材料。

【内容】

1. 教师示教窝沟封闭,并详细讲述操作要领。

2. 学生操作练习，掌握操作方法，体会操作要领（每人封闭 1~2 颗牙）。

3. 教师总结实验中出现的问题，对窝沟封闭失败的原因进行分析。

【器材】

离体牙、牙科电机、小毛刷、清洁剂、酸蚀剂、窝沟封闭剂、光固化灯和治疗盘等。

【地点】

实验室。

【方法和步骤】

1. 教师在离体牙上示教窝沟封闭的操作方法和步骤。

(1) 清洁牙面　首先应对操作的牙面，特别是窝沟进行彻底的清洁：在牙科电机上装好小毛刷，蘸适量清洁剂刷洗牙面或窝沟（干刷也可）1 分钟；刷洗后要彻底冲洗，应特别注意清除窝沟内的残余清洁剂。清洁剂不要使用含氟牙膏、含油脂清洁剂及过细磨料。

(2) 酸蚀　清洁牙面后，吹干牙面，再将酸蚀剂涂在要封闭的牙面上，酸蚀范围一般应达到牙尖斜面的 2/3，包括欲行封闭的全部牙面，或酸蚀面积稍大于欲封闭范围；酸蚀时间应为恒牙 20~30 秒，乳牙约 60 秒；放置酸蚀剂时应注意用量要适当，不要擦拭酸蚀牙面，以免破坏酸蚀的牙釉面而降低黏结力。

(3) 冲洗和干燥　酸蚀后应用蒸馏水彻底冲洗 10~15 秒，去净牙釉质表面的酸蚀剂和反应产物。如使用凝胶酸蚀剂者，冲洗时间应加倍。吹干牙面，亦可用无水乙醇、乙醚等辅助干燥。干燥是取得窝沟封闭成功非常重要的环节，在操作中应注意快速干燥并及时涂布封闭剂。酸蚀后的牙面干燥后呈白色不透明的雾状外观，如果酸蚀后的牙釉质无这种现象，应重新酸蚀。酸蚀后的牙面应确保在整个过程中不被其他物品污染，否则，应冲洗干燥后重复酸蚀。

(4) 涂布封闭剂　自凝封闭剂调拌均匀后应在 45 秒内涂布完成，此后封闭剂进入自凝阶段，其黏稠度增大，流动性降低，此时不能再搅动和污染已涂布的封闭剂。光固化封闭剂不需调拌，直接取出即可涂布牙面。应注意，光固化封闭剂在自然光下也会逐渐硬固，因此操作时不宜一次取量过多。涂布时用小毛刷将封闭剂涂布在已酸蚀的牙面上。注意使封闭剂渗入窝沟，排出窝沟内及封闭剂中的气泡。在不影响咬合的情况下应尽可能使封闭剂具有一定的厚度，如果涂层太薄，则因缺乏足够的抗压强度而被咬碎。

(5) 固化　自凝封闭剂在涂布后经 1~2 分钟即可自行固化。光固化封闭剂涂布后应立即用可见光源照射引发固化。照射距离为距牙尖约 1mm，照射时间根据采用的产品类型和可见光源性能决定，一般为 20~40 秒。照射范围应大于封闭剂涂布的部位。

（6）检查　封闭剂固化后用探针进行全面检查，了解固化程度、黏结情况、有无气泡存在及遗漏未封闭的窝沟，未封闭的窝沟应重新封闭，观察有无过多封闭材料和是否需要去除，发现问题及时解决。

2. 学生练习 1～2 个离体牙的窝沟封闭操作。

主要参考书目

［1］胡景团．口腔预防保健．北京：科学出版社，2005.

［2］卞金有．预防口腔医学．第5版．北京：人民卫生出版社，2010.

［3］李月．预防口腔医学．第2版．北京：人民卫生出版社，2011.

［4］胡德渝．口腔预防医学．第6版．北京：人民卫生出版社，2012.

［5］卞金有．预防口腔医学．第4版．北京：人民卫生出版社，2003.

［6］李耀锋．口腔预防保健基础．第2版．北京：人民卫生出版社，2010.

［7］戴佩良．健康是福——幸福在牙．北京：当代中国出版社，2004.

［8］顾长明．口腔预防医学．北京：人民卫生出版社，2003.

［9］马　涛．口腔预防保健．北京：人民卫生出版社，2003.

［10］郑麟蕃，张震康．实用口腔科学．北京：人民卫生出版社，1993.

［11］顾长明．口腔预防医学．北京：人民卫生出版社，2003.

［12］傅名魁．口腔正畸学．第6版．北京：人民卫生出版社，2012.

［13］杜维成．口腔正畸工艺技术．第2版．北京：人民卫生出版社，2008.

［14］赵高峰．口腔正畸学．第2版．北京：人民卫生出版社，2009.